THE
LAWS
OF
TZORAAS

A PICTORIAL GUIDE
TO THE
LAWS OF TZORAAS
AS PRESENTED IN
PARSHAS TAZRIA

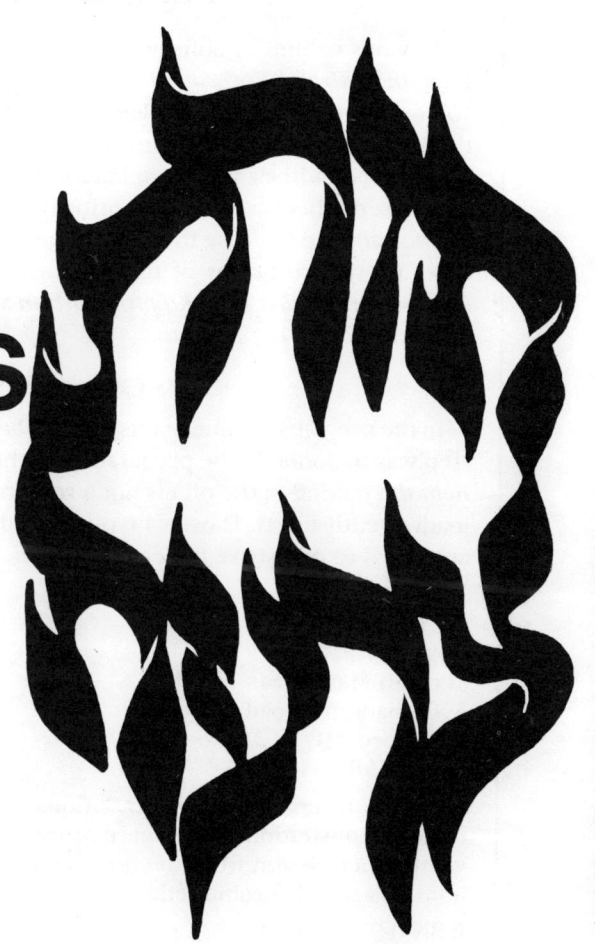

Menachem Moshe Oppen

M'chon Harbotzas Torah, Inc.
3908 Bancroft Road • Baltimore, MD. 21215
(301) 358-2543

CIS

C.I.S. Distributors
674 Eighth Street • Lakewood, N.J. 08701
(201) 367-7858 • (201) 364-1629

Publisher's Note

Previous volumes published in *The Pictorial Avodah Series* have been *Korban Olah* and *Korban Mincha*. *Parshas Tazria*, subject of the present volume, is only tangentially related to the *Avodas Hakorbanos*, by virtue of the *korbanos* the *mitzora* must ultimately bring, as discussed in *Parshas Mitzora*. Notwithstanding, we have chosen to include this volume in the overall series because the application of the laws of *tzoraas* is a function of the *kohain* and because the subsequent volume on *Parshas Mitzora* will describe the *korbanos* of the *mitzora*. Other projected volumes will discuss the *Avodas Yom Kippur, Korban Shelamim, Korban Chattas* and other aspects of the *Avodah*.

Correction

In the previous volume of this series, *The Korban Mincha*, a superfluous step was included in the preparation of the *Minchas Rekikin* on page 32. *Belilah* (mixing in the oil) is not a required step in that *korban* but was inadvertently listed. Those who purchased the first edition of that volume are urged to overstrike the erroneous line.

Copyright © 1988
M'chon Harbotzas Torah
3908 Bancroft Road
Baltimore, MD 21215
(301) 358-2543

ISBN 0-935063-38-2

Distributed by:
C.I.S. Distributors
674 Eighth Street
Lakewood, NJ 08701
(201) 367-7858/364-1629
Graphic Design:
Ronda Kruger Israel
Illustrations:
Shepsil Scheinberg
Miriam Lando
Typography:
Chaya Hoberman
Shami Reinman

בס"ד

MENASHE KLEIN
Rabbi of Ungvar
1578 53rd STREET
Brooklyn, N. Y. 11219
Tel.: HY 4-6788

מנשה הקטן
אבדק"ק אונגוואר ור"מ דישיבת „בית שערים"
ברוקלין, נ. י.

א׳ לסדר בכל שעריך התשמ"ז בנ"י
יצו"א.

הן איקלע לאתרן ידידי יקירי הרה"ג ירא"מ עוסק בהרבצת תורה לרבים כו׳ כש"ת מוה"ר משה אפעם שליט"א מבאלטימאר מר"י בישיבת שארית הפליטה, והנה מלבד החבורים שחבר כבר הוסיף עכשיו ליתן לתלמידים קונט׳ קרבן עולה וקרבן מנחה, הלכות עם ציורים על אופן עשייתן וקיימם שהוא באמת לתועלת גדולה לכל המעינים בה, והיות שבקש לעיין בהם ועיינתי קצת לפי מסת הפנאי והנני מסכים שידפיס אותם ויפיצם ברבים ורבים יהנו לאורו, וי"ר שיזכה המחבר שליט"א להגדיל תורה ולהאדירה וזכות הרבים יהי׳ תלוי ויזכה להרבות פעלים לתורה, והנני מבקש מידידי בפרט ומלומדי תורה בכלל לבא לעזרה להרה"ג הנ"ל שיוכל להמשיך בעבודתו הקדושה, וגם יקיימו בזה מצות ברוך אשר יקום את דברי התורה זאת.

הכותב לכבוד התורה ולומדיה ולכבוד ת"ח מובהק אטקופה הנדרסת בפני לומדי תורה באמת בברכת כוח"ט בלב ונפש

מנשה הקטן

לזכר נשמת

ר׳ חיים ב״ר ישראל הכהן

ר׳ יהושע זעליג ב״ר ישראל הכהן

למשפחת קעניגסבערג

PREFACE

1. The Purpose of this Sefer. The purpose of this *sefer* is to assist the reader in acquiring a basic understanding of *Chumash* and Rashi regarding *tzoraas* in *Parshas Tazria* (*Vayikra, Perek* 13), which discusses *tzoraas* of the body and material. A subsequent publication, *besiyata dishmaya*, will discuss the laws of *tzoraas* in *Parshas Mitzora*, which include *tzoraas* of houses and the procedures to be followed for becoming *tahor* (purified) from *tzoraas*.

The *sefer* is designed for convenience and accessibility for readers of all levels of learning, from *talmidim* in elementary grades to graduates of *Yeshivos*. To accomplish this, the material has been divided into three segments: selected *Pessukim* highlighted, with brief explanations, a more detailed explanation of many of the *Pessukim* and comments of Rashi and about 120 notes which quote sources and occasionally add comments.

2. *Pessukim* with Illustrations. *Pessukim* highlighted with accompanying illustrations and descriptions can be studied independently of the rest of the *sefer*. *Talmidim* in elementary grades and those who want a general introduction to the subject can derive a basic familiarity with the laws of *tzoraas* as they are taught in the following *Pessukim*.

The brief descriptions that accompany the illustrations can be read with continuity and without reference to the more involved explanations of the *Pessukim* described below. Some of the illustrations are provided mainly for continuity rather than to present a new concept.

The *kohain* in the illustration is wearing ordinary clothes; since he examines *tzoraas* outside the *Bais Hamikdash* he does not wear *bigdai kehunah*. The people are shown in contemporary dress and surroundings since the laws of *tzoraas* are in force even in our times (although because of technical considerations they cannot be applied). The examinations are made by daylight, out of doors, as the illustrations show.

3. Explanation of *Chumash* and Rashi. More difficult points in the *Chumash* and Rashi are explained in comments on the individual *Pessukim*. These are set off on the page in a box and can also be used without reference to the other segments of the *sefer*.

The explanations of the *Chumash* follow Rashi's interpretations. Other commentaries are included only as a supplement to learning *Chumash* with Rashi. Rashi's comments are not repeated here, even if they are essential to understanding the subject, unless some additional explanation is being provided. Nor is this a comprehensive description of all the laws of *tzoraas*. For that purpose the reader is referred to *Mishnayos Negaim*, Rambam and other commentaries.

4. Sources and Comments. The notes referenced by numbers in the text quote sources that substantiate the explanations of *Chumash* and

Rashi. The language, beginning after the citation of a source and ending with the period, is a quote from that source. Comments on the quoted passage, if any, appear after the period or, in a few cases, in parentheses within the quotation.

The author is eager to receive corrections and comments. Please address all correspondence to M'chon Harbotzas Torah, 3908 Bancroft Road, Baltimore, MD 21215.

Acknowledgments

I would like to express my sincere and humble gratitude to the *Ribono Shel Olam* for including the completion of this book among the countless blessings He has bestowed upon me.

The *Gemara* (*Menachos* 30a) relates that if one corrects even one letter of a *Sefer Torah* (thus making it fit for use) it is considered as if he wrote it entirely. Any good editor may really be considered a co-author.

However, with relation to this book, the word "considered" is hardly adequate. I am most profoundly indebted to my close friend Reb Aaron Yosef Prero who has not merely edited each stage of this book but has contributed many insights which were then incorporated into the text. The many hours he has devoted throughout the years can only be calculated in a heavenly computer. May he be granted to see *nachas* from all his endeavors. I am most grateful to my wife Leah for her encouragement and patience as well as for the constant typing and retyping involved until this book was perfected.

I sincerely thank the entire C.I.S. staff and the many individuals who contributed their time, talents and support thereby enabling M'chon Harbotzas Torah to accomplish its goal of making Torah more accessible.

TABLE OF CONTENTS

Shades of Tzoraas

ויקרא פרק י״ג

The *Mishnah* identifies the shades of white that are mentioned in the Torah as signs of *tzoraas* according to the colors of common objects.

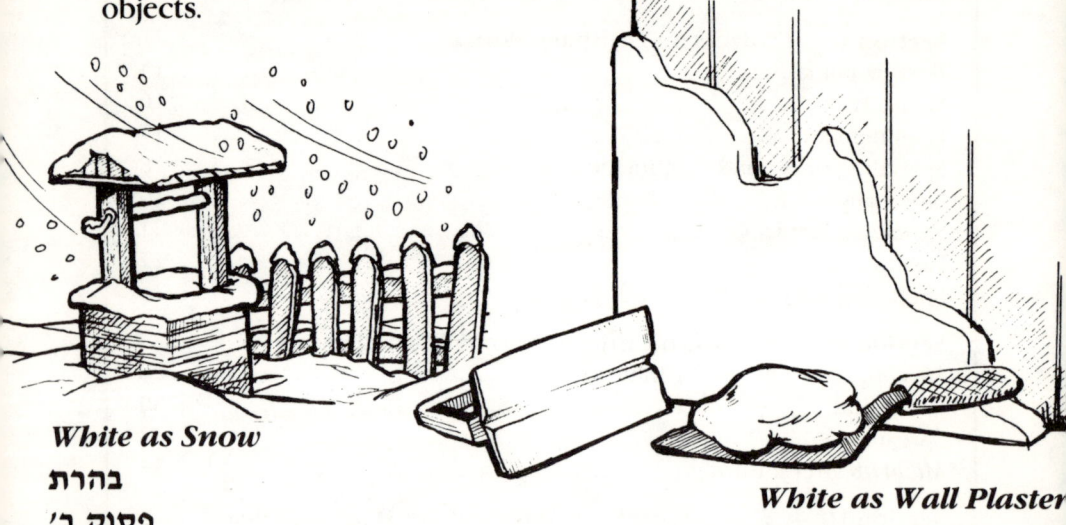

White as Snow
בהרת
פסוק ב׳

White as Wall Plaster
ספחת
פסוק ב׳

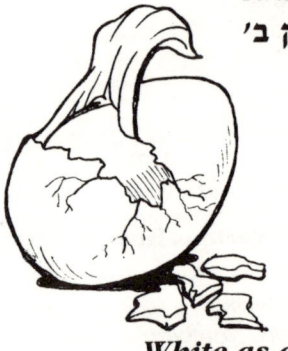

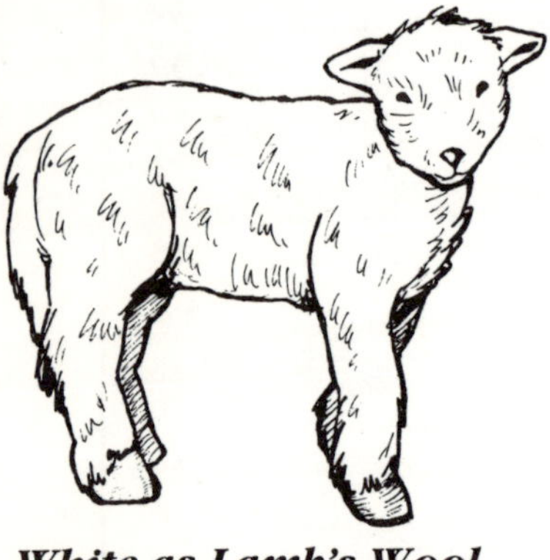

White as an Egg Membrane
ספחת
פסוק ב׳

White as Lamb's Wool
שאת
פסוק ב׳

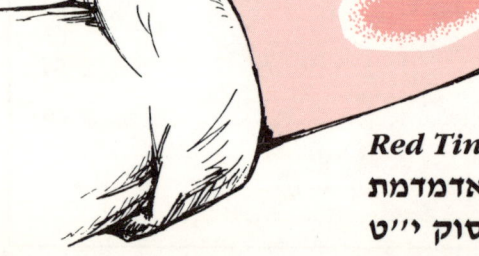

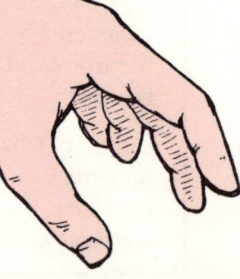

Red Tinge in White
לבנה אדמדמת
פסוק י״ט

INTRODUCTION

Causes of *Tzoraas*

The *Gemara* relates that one who speaks *loshon hora* is afflicted with *tzoraas* as a warning to repent.₁ *Tzoraas* can appear as a spot of certain shades of white on the body, which makes a person *tamay* and require his isolation. As a milder warning it can appear on one's possessions in a red or green color.₂ An area that is discolored by *tzoraas* is called a *nega*.

The *Gemara* states that heavenly afflictions correspond to the sin committed.₃ The different types of *tzoraas* reflect different kinds of sins. For example, if evil speech caused loss of another's possessions, one type of *tzoraas* results. If bodily injury resulted, another type results.

The *Musgar and Muchlat*

A person afflicted with *tzoraas* on his body is called a *mitzora*. There are two types of *mitzora'im—musgar*, who is temporarily confined, and *muchlat*, one who is decidedly a *mitzora*.

The *musgar* is confined for a week at a time, no more than two weeks altogether. This confinement is to determine if he should be designated a *muchlat*, based on how the *nega* changes. If by the end of the maximum confinement period he does not become a *muchlat*, he immerses himself in a *mikveh* and is *tahor*.

It is not necessary to be a *musgar* before becoming a *muchlat*. Certain characteristics of a *nega* can make a person a *muchlat* immediately.

The status of a *muchlat* continues until the characteristics of the *nega* which caused this status disappear.₄ During this time, he is required to remain outside the city, to tear his clothes, and to refrain from cutting his hair. If the *tzoraas* disappears he is *tahor* only after undergoing a long procedure described in *Perek* 14, *Pessukim* 1-32.

Although the *muchlat* and *musgar* are both *tamay* to the same degree of *av hatum'ah*,₅ the Torah uses the term *tamay* only with reference to a *muchlat*. Thus, when the *musgar* is to become a *muchlat*, as in *Perek* 13, *Passuk* 8, the Torah instructs the *kohain* to declare him *tamay*. This, however, is not meant to imply that a *musgar* is less *tamay* than a *muchlat*.

The categories of *musgar* and *muchlat* also apply to material on which there is a *nega*. The differences between *tzoraas* of a person and of material are described in the text.

A person becomes a *musgar* or a *muchlat* upon the declaration of a *kohain*. The *kohain* may obtain advice from a non-*kohain* expert, but even if the expert determines that the person has a *nega*, the person does not become a *mitzora* without the *kohain's* declaration.₆

Section I

נגעי עור בשר

Tzoraas
on
Ordinary Skin

פסוקים א' ־ י"ז

אָדָם כִּי יִהְיֶה בְעוֹר בְּשָׂרוֹ
שְׂאֵת אוֹ סַפַּחַת אוֹ בַהֶרֶת

(ויקרא פרק י"ג פסוק ב')

בא בתחילה — First Examination

If a white discoloration appears on someone's skin he is brought to the *kohain*. The *kohain* examines the *nega* to see if the color is a shade of *tzoraas*.

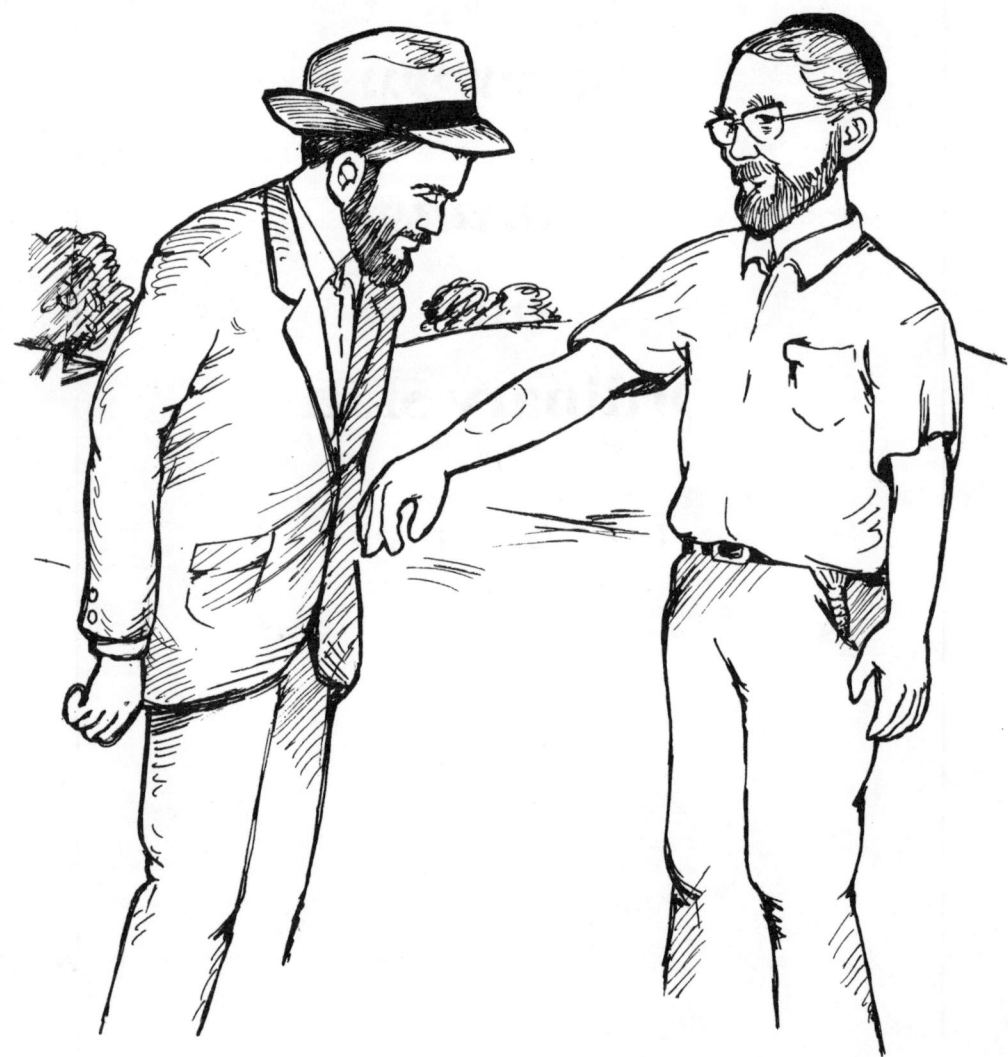

(ב) בְּעוֹר בְּשָׂרוֹ — **In the skin of his flesh.** *Pessukim* 2-17 are concerned only with *tzoraas* on the skin, not within the hairy areas of the scalp and face.

Tzoraas can occur only on an external part of the body that the *kohain* can see while the person is standing in a normal position. This excludes internal areas such as the mouth, certain folds of skin, and some other places. For instance, if the *nega* is in the vicinity of the underarm, the person must lift his arm as if he were plucking olives from a tree. Should the *nega* not be visible to the *kohain* from this position, it is not *tamay*.[7]

שְׂאֵת אוֹ סַפַּחַת אוֹ בַהֶרֶת — **A wool white *nega*, a *nega* of a secondary shade or a snow white *nega*.** *Rashi* explains that the literal explanation of the word *baheres* is a spot. (See *Passuk* 38.)

The Torah explicitly lists two primary shades of white: the stronger white, *baheres*, is snow white,[8] and the lesser white, *se'es*, is wool white.[9] The word *sapachas* means a secondary shade. From the placement of *sapachas* between *se'es* and *baheres* we learn that both *se'es* and *baheres* have secondary shades.[10] The shade which is secondary to *baheres* is the color of plaster, which is dimmer than wool.[11] The shade secondary to *se'es* is the color of the membrane found under an eggshell.[12] This color is the least white of the four shades of *tzoraas*.

The commentaries discuss why the Torah does not list the shades in the order of brightness. The *Oznayim Latorah* explains that the Torah does not begin with the harsh and severe and, therefore, lists the brightest one last.[13] A red tinge in any one of these colors is explained in *Passuk* 19.

White Hair — שער לבן

There are three characteristics that can make someone a *muchlat*. One is that at least two hairs have turned white within the *nega*. When the *kohain* observes this, he declares the person a *muchlat*.

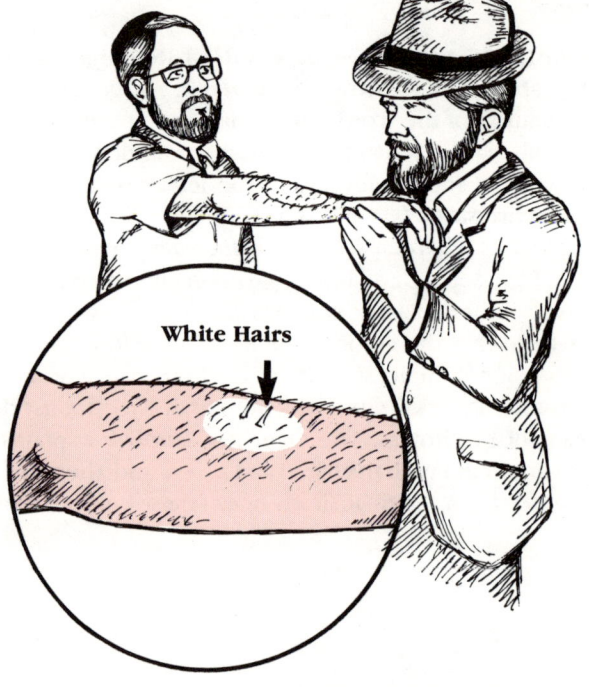

White Hairs

(ג) וְשֵׂעָר בַּנֶּגַע הָפַךְ לָבָן — **And the hair in the *nega* has turned white.** If black hairs within the *nega* have turned white after the *nega* appeared, the person is declared a *muchlat*. If the white hair later falls out or becomes dark it is no longer a sign of *tzoraas*.[14] He becomes *tahor* through the process described in *Parshas Mitzora*.

וּמַרְאֵה הַנֶּגַע עָמֹק — **And the appearance of the *nega* is deeper.** Rashi explains that any white mark on the skin will appear deeper than the surrounding flesh (when viewed from a distance — Ramban[15]) just as a shadow appears to rest above the sunlit area on a wall. The white mark is actually even with the skin's surface despite its deeper appearance. See Rashi on the following *Passuk*.

וּשְׂעָרָה לֹא הָפַךְ לָבָן וְהִסְגִּיר הַכֹּהֵן אֶת הַנֶּגַע שִׁבְעַת יָמִים

(ויקרא פרק י"ג פסוק ד')

הסגר — Confinement

If no such hair (or other characteristics of a *muchlat*) is found, the person is designated a *musgar*. He is confined in one house for seven days.

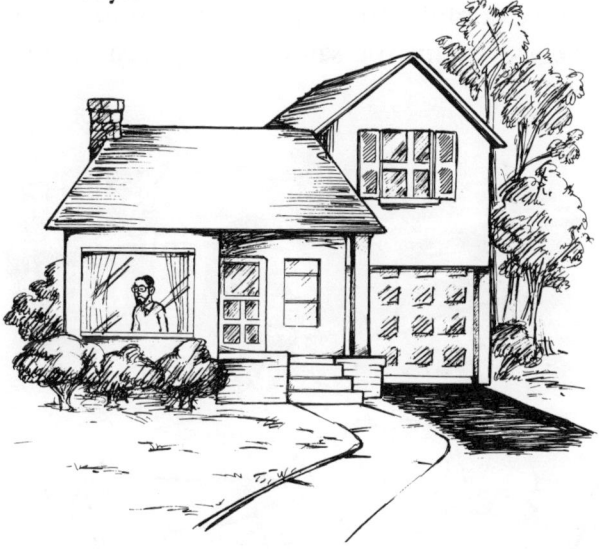

ועמק אין מראה — Its appearance is not deeper. Rashi says that he does not understand what this phrase means, since it seems to conflict with his explanation in *Passuk* 2 that any white mark will appear deeper than the surrounding skin.

The Ramban says that the Torah describes the appearance of this *nega* as deeper, only when the hair within the *nega* is white (as in *Passuk* 3). He explains that a sunny area appears deeper only if there are no dark spots scattered within it. Black hair within a light *nega* interferes with the appearance of depth in the *nega*.[16] (See *Passuk* 30).

והסגיר הכהן את הנגע — And the *kohain* should confine the *nega*. Rashi explains that the *musgar* is confined to a single house. According to Rashi, a *musgar* is not sent out of the city.[17] The Maharal explains that *hesger* is a state of probation to determine whether the person will become *tahor* or *muchlat*.[18]

לֹא פָשָׂה . . . וְהִסְגִירוֹ

(ויקרא פרק י״ג פסוק ה׳)

פשיון או הסגר שני — Spreading or Second Confinement

Spreading, the second characteristic of a *muchlat*, cannot be observed immediately but only after the *hesger*. On the seventh day, the person is again examined. If the *nega* is any bigger than it was at the first examination, he is made a *tamay muchlat*. However, if the *nega* remains the same, he begins a final confinement period.

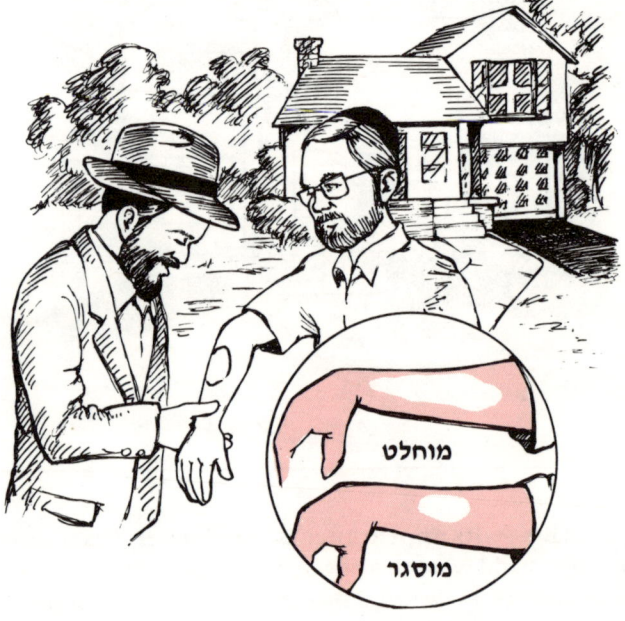

מוחלט
מוסגר

לֹא פָשָׂה (ה) — It did not spread. The Chazon Ish explains that the *kohain* determines whether or not it spread by estimation alone. No measure is used.[19] The *Chizkuni* explains that the *kohain* does not look at the *nega* during the week of *hesger*. This way it is easier for him to recognize any increase.[20]

שִׁבְעַת יָמִים שֵׁנִית — A second seven days. The *Toras Kohanim* explains that the seventh day of the first week is counted as the first day of the second week. The two weeks are actually thirteen days.[21]

וְלֹא פָשָׂה . . . וְכִבֶּס בְּגָדָיו וְטָהֵר

(ויקרא פרק י״ג פסוק ו׳)

עומד — No Change

After the second seven days, the *kohain* reexamines the *nega*. If it remains the same, the person is no longer confined. During his *hesger* he transmits *tumah* to his garments (and other things he contacts). They and he become *tahor* with immersion in a *mikveh*.

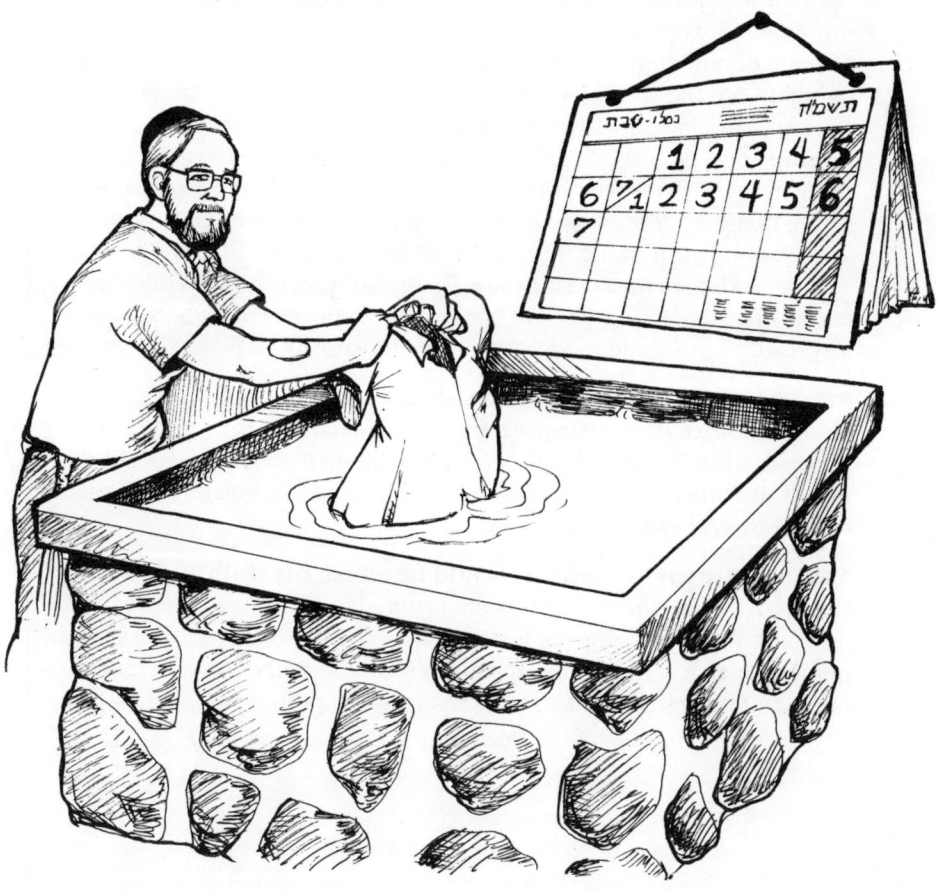

(ו) ביום השביעי שנית — On the seventh day for a second time. This is the third time he is being examined but only the second time he is being examined on a seventh day. שנית is sometimes translated "again" rather than "a second time." 22

The *Toras Kohanim* derives from the expression "a second time" that it is preferable that all the examinations be made by the same *kohain*.[23]

וְהִנֵּה כֵּהָה הַנֶּגַע — Behold the *nega* has become dimmer. Rashi comments that the color must become dimmer in order for the person to be *tahor*. This is in contradiction to his own commentary on the *Gemara*.[24] Furthermore, the *Mishnah* states clearly that even if it does not get dimmer the person is *tahor*.[25]

The accepted interpretation of these words in the *Passuk* is that of the Ramban, who explains that it is not necessary for the color to become dimmer for the person to become *tahor*. In fact, one may have thought, on the contrary, that if the *nega* becomes dimmer (or stronger) by changing from one shade of *tzoraas* to another, it is a new *nega* and new periods of confinement are necessary. The *Passuk* tells us that even if the shade has changed, it is the same *nega*. The *Passuk* is also saying that even if the *nega* appears dimmer, if it spreads he is *tamay*, since it is still within the four shades of *tzoraas*.[26]

According to the *Divrei Dovid*, Rashi also agrees with this interpretation, but there is a misprint in our Rashi text. Instead of או פשה — "or it spread" — it should read ופשה — "and it spread."[27]

מִסְפַּחַת הוּא — It is a *mispachas*. The root of *mispachas*, which is the same as of *sapachas* in *Passuk* 2, means secondary.[28] The *nega* is *tahor* at present, but it is close to *tumah* in that should it ever spread or show one of the other characteristics, he is a *muchlat* immediately,[29] as the next *Pessukim* explain.

וְכִבֶּס בְּגָדָיו וְטָהֵר — And he should immerse his clothing and he is *tahor*. A *musgar* makes objects *tamay* in various ways, including touching them or being under the same roof with them.[30] Ibn Ezra points out that if one needs to immerse one's clothes, one certainly needs to immerse oneself.[31] וטהר refers to the person.

וְאִם פָּשֹׂה תִפְשֶׂה הַמִּסְפַּחַת בָּעוֹר אַחֲרֵי הֵרָאֹתוֹ אֶל הַכֹּהֵן לְטָהֳרָתוֹ . . . צָרַעַת הִוא

(ויקרא פרק י״ג פסוקים ז׳,ח׳)

אחר פטור — Spreading at a Later Time

If a *nega* that remained the same during both confinements later spreads, even many years later, there is no further *hesger*. The person is immediately made *tamay muchlat*.

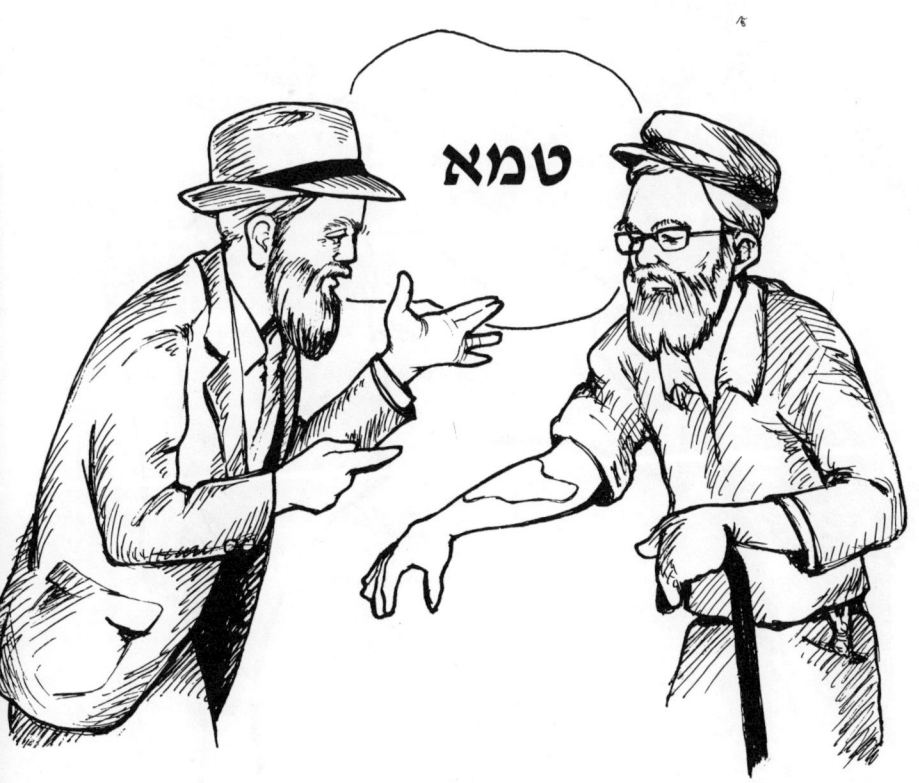

וּמִחְיַת בָּשָׂר חַי בַּשְׂאֵת . . . טָמֵא הוּא

(ויקרא פרק י״ג פסוקים י׳ – י״א)

מחיה — Healthy Flesh

The third characteristic which makes a person *tamay muchlat* is healthy flesh which is surrounded by the white of the *nega*. No *hesger* is necessary.

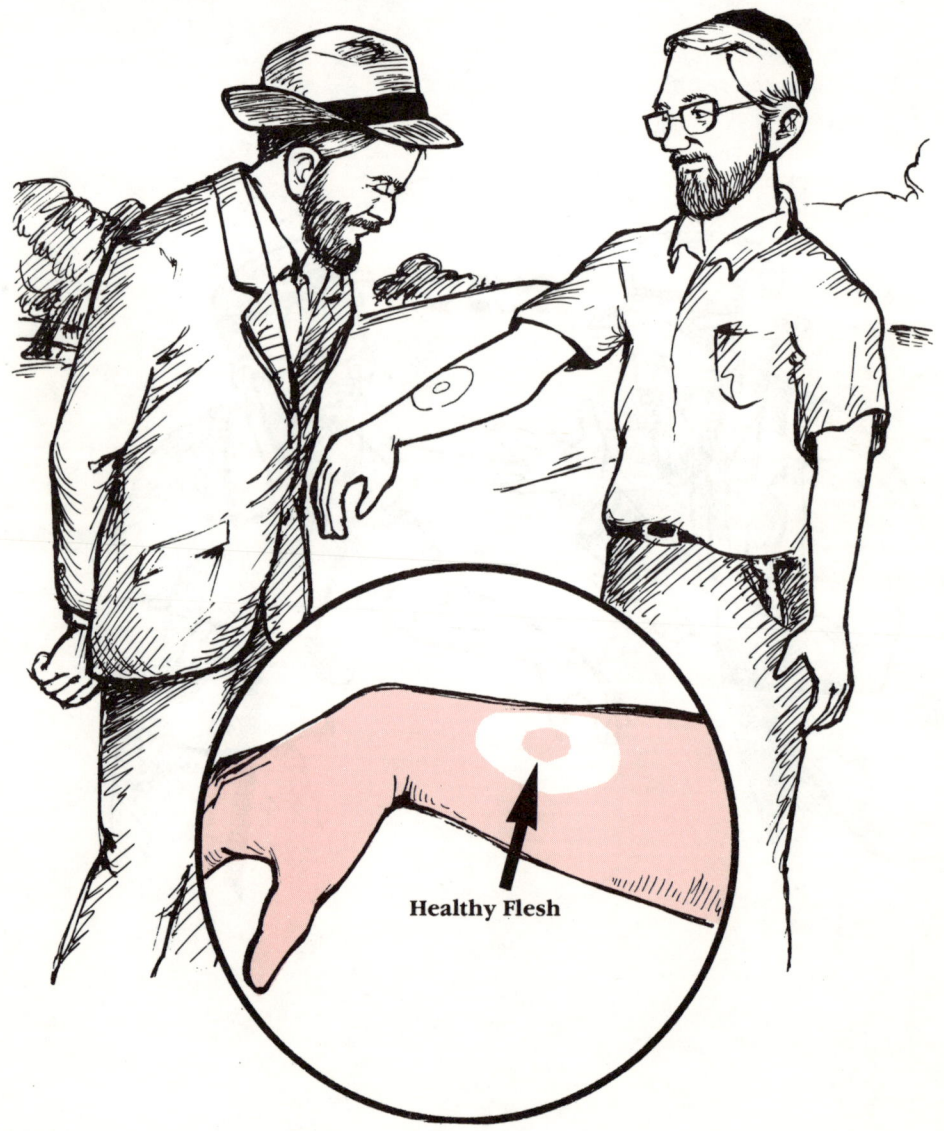

Healthy Flesh

(ט)נֶגַע צָרַעַת כִּי תִהְיֶה בְּאָדָם— **When there is a *nega* of *tzoraas* in a person.** This *Passuk* introduces a new form of *tzoraas*—a *nega* that has healthy-looking flesh within it. The healthy flesh is called a *michyah*. The term *michyah* is also frequently used by the *Mishnah* with regard to the entire *nega*, including both the healthy flesh and the surrounding white area.

(י) וְהִיא הָפְכָה שֵׂעָר לָבָן — **And it turned the hair white;**

וּמִחְיַת בָּשָׂר חַי — **or healthy flesh.** A *michyah* within a *nega* makes a person a *muchlat* directly. White hair is not necessary in the presence of a *michyah*. The "ו" at the beginning of the word וּמחית, must therefore be translated as "or," not "and."[32] (The Malbim says that this is also evident from the *esnachta* punctuation.)

We already know from *Passuk* 3 that if at least two hairs within a *nega* turn white the person is a *muchlat*. White hair is mentioned again in connection with a *michyah* to teach us that the healthy skin must be at least as large as a square whose dimensions are two hairs by two hairs.[33] The measurement referred to here as "two hairs" means the area that two adjacent hairs occupy as they normally grow over the body. (The area of skin which we associate with each hair extends from that hair in all directions half the distance to the next hair. See Appendix.[34])

בַּשְׂאֵת — **In the wool white *nega*.** In Rashi's example, a *nega* occurs, and subsequently, a patch of healthy skin develops within it. The *Mishnah* states that even if the *nega* forms around healthy skin it makes the person a *muchlat*, in contrast to white hairs that must change after the *nega* appears.[35]

וְכִסְּתָה הַצָּרַעַת אֵת כָּל עוֹר הַנֶּגַע . . . טָהוֹר הוּא.
וּבְיוֹם הֵרָאוֹת בּוֹ בָּשָׂר חַי יִטְמָא

(ויקרא פרק י״ג פסוקים י״ב – י״ד)

פרחה בכלו — Spreading over the Whole Body

After a person is designated a *musgar* or a *muchlat*, if the white color spreads over the entire visible skin, he is *tahor*. The skin under the hair of the head is not included. If subsequently some healthy flesh appears, it is a *michyah*, and he is *tamay muchlat*.

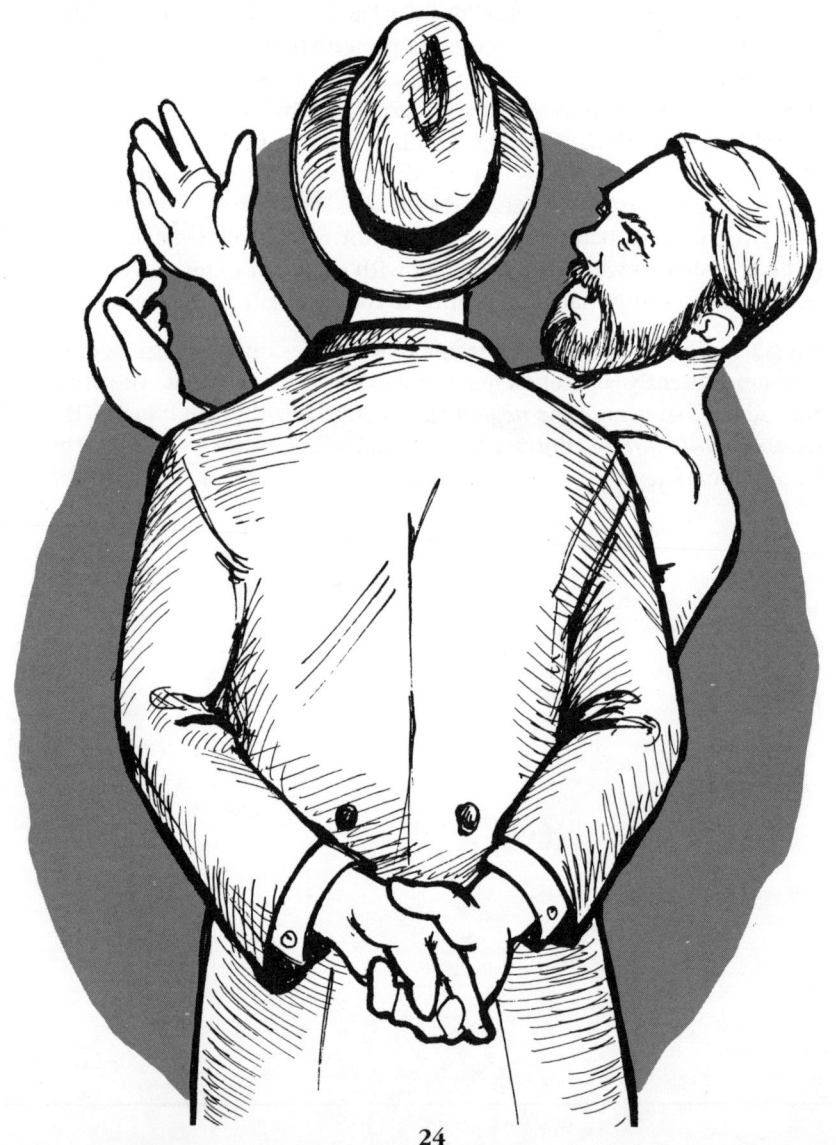

(יב) כָּל עוֹר הַנֶּגַע — The entire skin on which there is the *nega*. The Malbim explains that, according to the simple explanation, עור הנגע means the entire skin of the body which has *tzoraas*.[36] The Malbim further says, following the *Toras Kohanim*, that עור הנגע may also be translated as the skin which is susceptible to a *nega*. Skin which is damaged in certain ways is not fit to become a *nega* as described in *Toras Kohanim* here. The white color need not cover such skin.[37]

(יג) כֻּלּוֹ הָפַךְ לָבָן — He has changed completely to white. This *Passuk* says he is *tahor* if he turns completely white after he has become a *musgar* or *muchlat*. The *Mishnah* states that if the person first comes to the *kohain* when completely white he is declared a *musgar*, just like someone who has a small white spot.[38]

Although it is not possible for the *nega* to spread during the confinement, he can become a *muchlat* if black hair turns white, or healthy skin develop within the *nega*.

(יד) הֵרָאוֹת בּוֹ בָּשָׂר חַי— Healthy flesh appears in him. The simple meaning of this *Passuk* is that if healthy flesh appears again any place on his body, it is a *michyah* and he is *muchlat*. But this is self evident, leading the *Toras Kohanim* to interpret this *Passuk* as referring to the special case of healthy flesh which is located at the tip of a limb.[39]

This relates to the rule that the *kohain* must be able to easily see the size of a *gris* of the *nega* at once. (See the Appendix for the size of a *gris*.) The Rambam explains that the *nega* must be on a reasonably flat surface, not on a surface that curves substantially. According to the *Mishnah*, there are twenty-four places where the body curves enough to hinder the view of the *kohain*. For example, a *nega* at the tip of a normal size finger does not make a person a *mitzora*.[40]

The *Toras Kohanim*, according to Rashi, says that this *Passuk* refers to an individual who becomes obese, causing his fingers to enlarge. Now that the *kohain* can easily see the sufficient area, it is considered *tzoraas*. According to this interpretation, the law derived from the *Passuk* of "וביום הראות" is not related to the previous or subsequent *Pessukim* in which a person's whole body was completely covered by a *nega*.[41]

Section II

שחין ומכוה

Tzoraas
on
Injured Skin
and
Burned Skin

פסוקים י״ח - כ״ח

שחין — *Shechin* After Disease or Injury

Shechin is the absence of skin caused by disease or injury (except burns). When a *shechin* begins to heal and is covered by skin tissue as thin as a garlic peel it is subject to *tzoraas*. A person who has a *nega* on a *shechin* can become a *muchlat* as a result of white hair or spreading (but cannot become *tamay muchlat* as a result of a *michyah* forming in that *nega*).

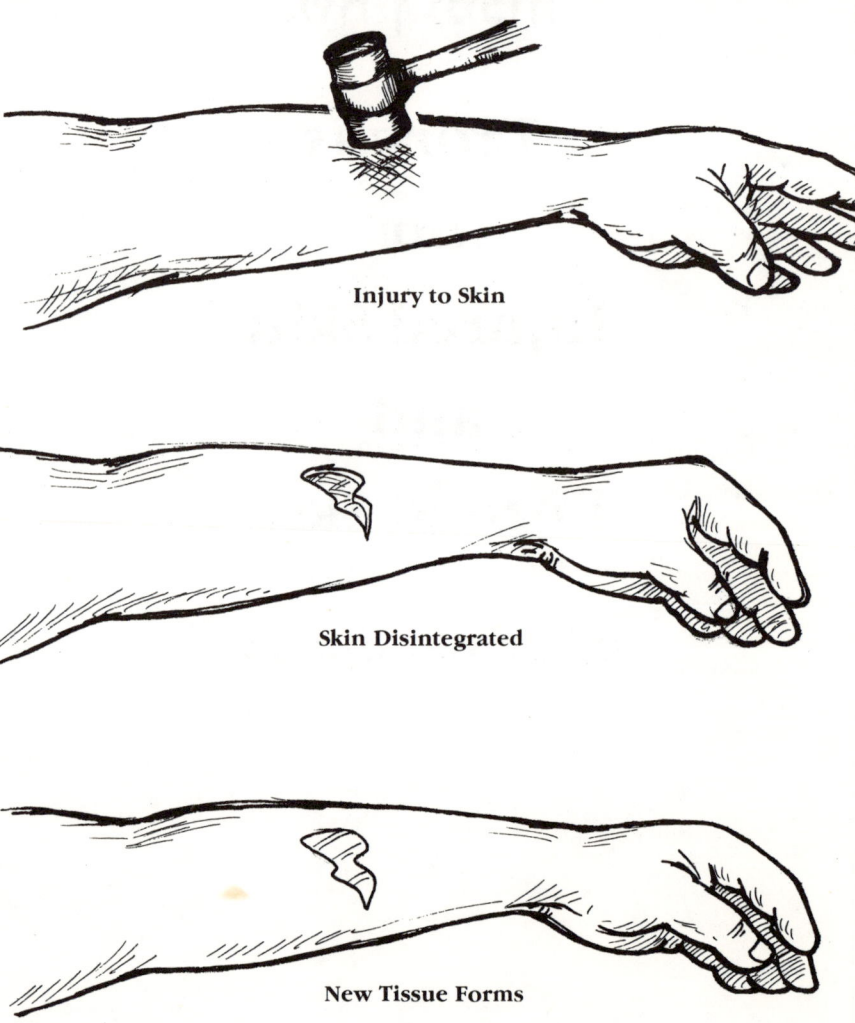

Injury to Skin

Skin Disintegrated

New Tissue Forms

28

The Torah considers the condition of the skin before the whiteness appeared. An area of skin which has deteriorated due to injury or disease (except a burn) is called a *shechin*. The *shechin* itself is not *tzoraas*. If another layer of skin as thin as a garlic peel has formed, but the skin is not completey restored, a *nega* which appears on such skin is subject to different laws from the laws of a *nega* on ordinary skin.

First, only spreading and white hair, but not a *michyah*, make the person *tamay muchlat*.[42] Second, the maximum time for remaining a *musgar* is only a single one-week period.[43] A small white patch on a *shechin* is not added together with another small patch next to it on ordinary skin to form the minimum size of a *gris*.[44]

שְׁחִין (יח) — **Inflammation.** Rashi explains that the word שחין is related to heat. Thus, the closest translation would be a boil or inflammation. There is no mention of any swelling as a criterion of *shechin* in the *Mishnah* or Rambam, unlike the description of the *shechin* of Mitzrayim in *Shemos, Perek* 9, *Passuk* 9.[45] In the *Mishnah*, the term *shechin* refers to a *shechin* with a *nega* on it.

וְנִרְפָּא — **And it healed.** The *Toras Kohanim* explains that it has not completely healed; only the first stage of skin replacement has started.[46] If the skin had completely healed, the laws of ordinary skin would apply.

וְהָיָה בִּמְקוֹם הַשְּׁחִין שְׂאֵת לְבָנָה . . וּשְׂעָרָהּ הָפַךְ לָבָן וְטִמְּאוֹ . . אֵין בָּהּ שֵׂעָר לָבָן . . וְהִסְגִּירוֹ

(ויקרא פרק י״ג פסוקים י״ט – כ״א)

שער לבן — White Hair

If the *kohain* finds that at least two hairs have turned white within the *nega*, he makes the person a *muchlat*. If there are no white hairs the person is confined for seven days.

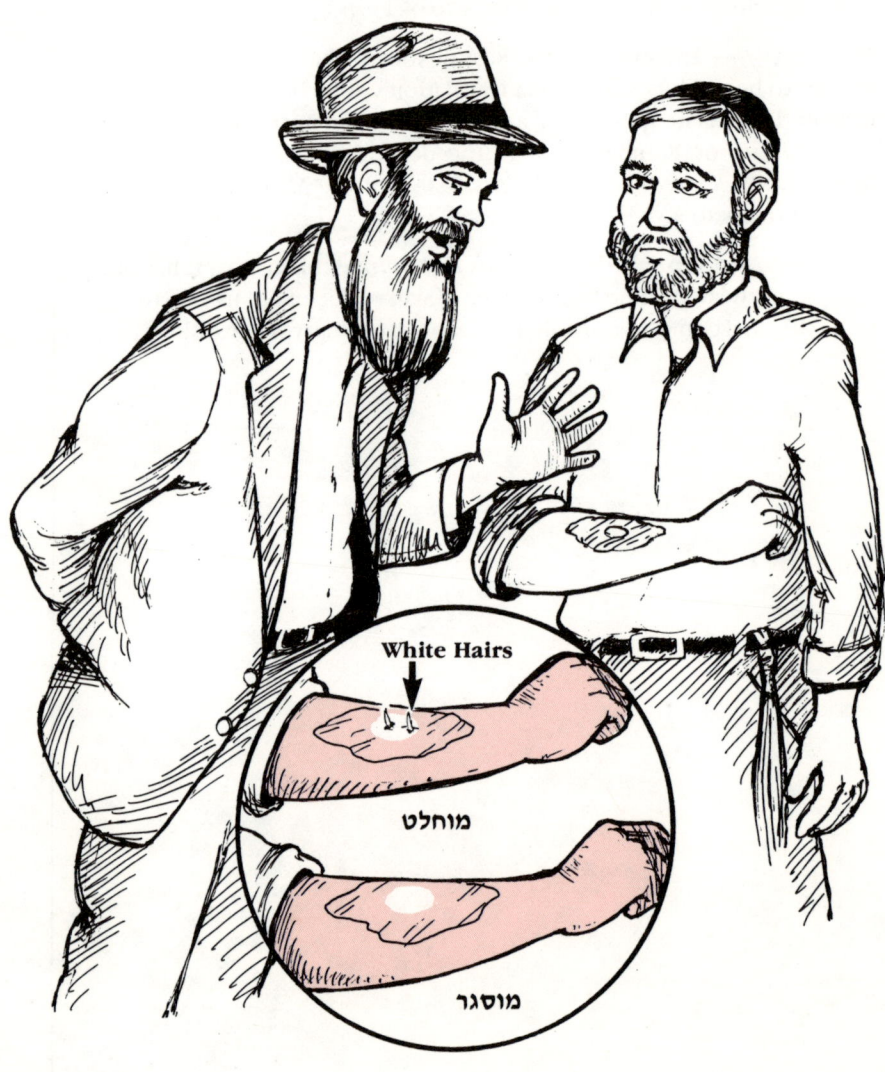

White Hairs
מוחלט
מוסגר

בַּהֶרֶת לְבָנָה אֲדַמְדָּמֶת (יט) — A reddish white spot. There are four levels of reddish white corresponding to the four levels of white referred to in *Passuk* 2. According to the Rambam they can be identified by filling four small cups with milk. Two drops of blood are mixed into the first cup, four drops in the second, eight drops in the third, and sixteen drops in the fourth.[47] Using blood is consistent with Rashi on *Passuk* 49 that אדמדם is a strong red.

The reason that the reddish color is mentioned in conjunction with *shechin*, although it is a color of *tzoraas* also of regular skin, is that this shade is more commonly found in *shechin*.[48] Rashi on the *Gemara* explains that the mixture is not evenly blended and the edges remain pure white.[49]

מַרְאֶהָ שָׁפָל מִן הָעוֹר (כ) — Its appearance is lower than the skin. In the case of a reddish white *nega*, it is the white edges which appear deeper.[50]

וּשְׁפָלָה אֵינֶנָּה מִן הָעוֹר וְהִיא כֵהָה (כא) — Even if it is not deeper than the skin and is weak. As long as the *nega* is within the four shades of white, it is a color of *tzoraas* even if it does not appear deeper than the surrounding skin (see *Passuk* 4) and even if it looks weak.[51]

וְאִם פָּשֹׂה תִפְשֶׂה בָּעוֹר וְטִמֵּא הַכֹּהֵן . . . וְאִם תַּחְתֶּיהָ תַּעֲמֹד . . . וְטִהֲרוֹ הַכֹּהֵן

(ויקרא פרק י״ג פסוקים כ״ב — כ״ג)

פשיון — Spreading

After the confinement, he is reexamined. If the *nega* spread within the area of the *shechin*, he is *tamay muchlat*. If it remains the same he immerses in a *mikveh* and is *tahor*. There is no second *hesger* in the case of *shechin*.

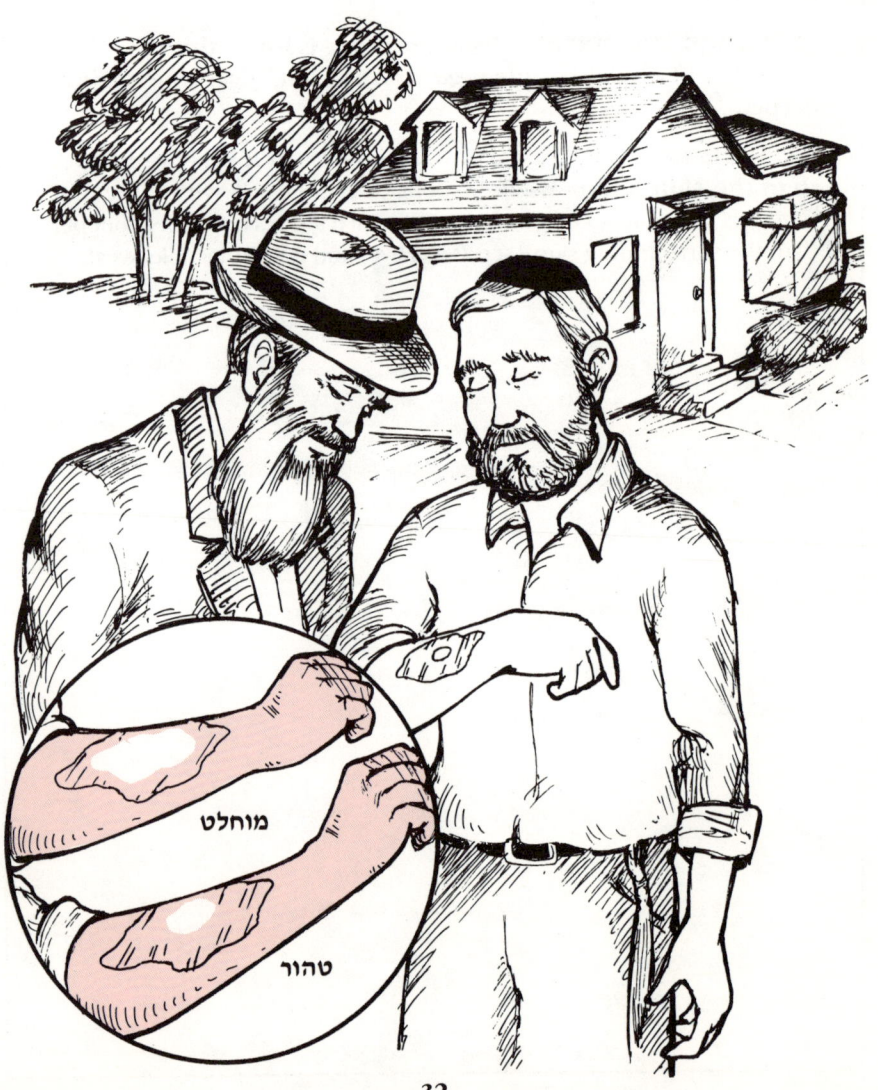

מוחלט
טהור

אוֹ בָשָׂר כִּי יִהְיֶה בְעֹרוֹ מִכְוַת אֵשׁ

(ויקרא פרק י״ג פסוק כ״ד)

מכוה — *Michvah* After a Burn

A *michvah* is the area of a burn in which there was a loss of skin and which began to heal in the same manner as a *shechin*. The laws of a *nega* on a *michvah* are identical with those of *shechin*. However, a spot on a *michvah* does not combine with one on a *shechin* (or on ordinary skin) to constitute the minimum required area.

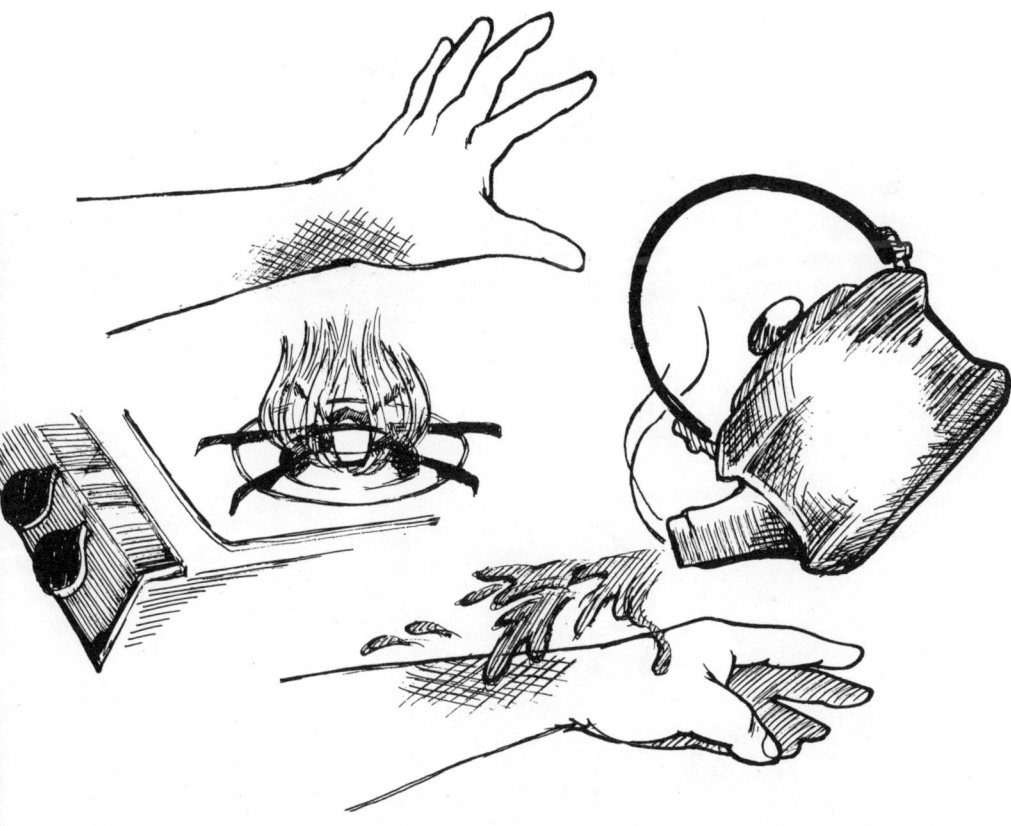

(כד) מִחְיַת הַמִּכְוָה — **The healing of the burn.** The term *michyah* used here should not be confused with מחית בשר חי in *Passuk* 10. In that case the skin looks normal whereas here it has just begun to heal forming a layer as thin as garlic peel. [53]

Section III

נתק

Tzoraas
on
Hairy Areas
of the
Head and Beard

פסוקים כ״ט - ל״ז

כִּי יִהְיֶה בוֹ נֶגַע בְּרֹאשׁ אוֹ בְזָקָן . . . נֶתֶק הוּא

(ויקרא פרק י״ג פסוקים כ״ט–ל׳)

נתק — *Nega* in a Bald Area

A *nessek* is discolored skin within a bald spot on the head or beard. The bald spot does not cover the entire front or back of the head. Baldness over the entire front or back of the head is discussed elsewhere (*Pessukim* 40-43).

Nessek **on Head**

Nessek **in Beard**

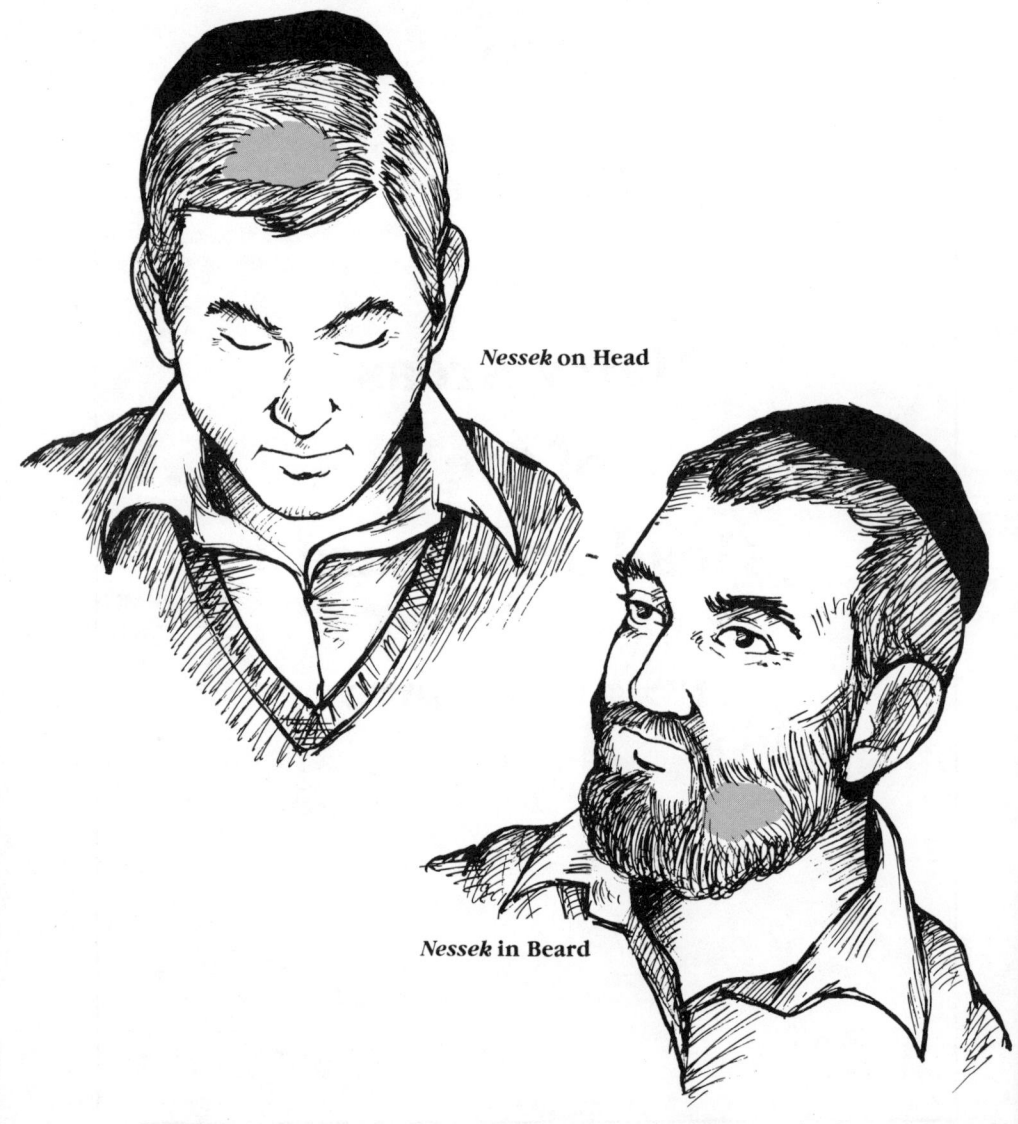

A *nessek* is *tzoraas* on the parts of the head usually covered by hair, including the beard. The hair in one spot falls out and the skin is discolored.[54] Baldness over the entire front or back of the head is discussed elsewhere. (*Pessukim* 40-43).

The Torah does not describe the type of discoloration. Rashi in *Passuk* 42 states that the four shades of white (of *Passuk* 2) are not the required colors of a *nessek*.[55] The Ramban explains that the term *nessek* refers to a skin condition whose colors were common knowledge at the time.[56] The colors were subsequently forgotten. The Abarbanel is of the opinion that a *nessek's* color is white. The Radak states that it is blackish.[57] The *Tosefta* states that it may be a variety of colors including black or white.[58]

If there are hairs of a color other than gold within the bald, discolored area, the person is *tahor*, that is, this is not a *nessek*. If two hairs in the discolored area turn gold, the person is *tamay muchlat*. If there are no hairs, then the *kohain* establishes the size of the area. The person is *musgar* for one week and is reexamined. If the discolored area spread or two hairs grew and turned gold, he is *muchlat*. If there is no change, the area around the *nessek* is shaved, and he is *musgar* for a second week. If there is a spreading or gold hair after the second week, then he is a *muchlat*. If there is no change after the second week, he need only immerse himself in a *mikveh*, and he is *tahor*. However, should the *nega* ever spread, he is immediately *muchlat*. If two hairs grow which do not turn gold, the *nessek* no longer exists, so that even if the discoloration spreads or other hair grows and turns gold he remains *tahor*.

שער צהוב — Gold Color Hair

If at the first examination the person has at least two small gold hairs in the bald spot, he is *tamay muchlat*.

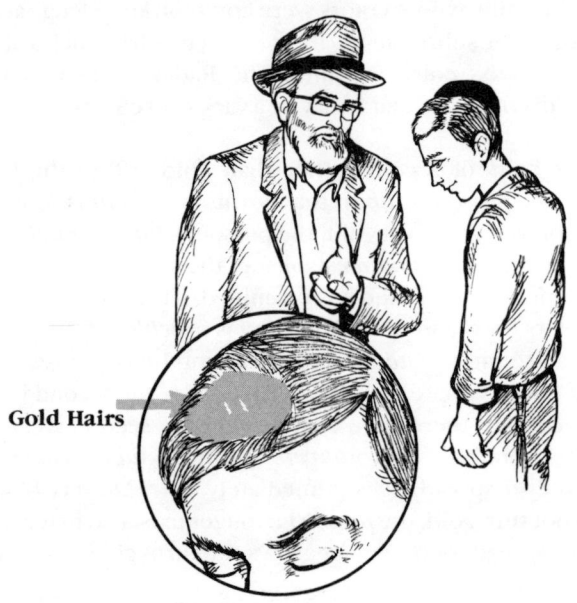

Gold Hairs

מַרְאֵהוּ עָמֹק מִן הָעוֹר (ל) — **Its appearance is deeper than the skin.** The Rambam writes that these words have only a non-literal meaning.[59] The appearance of depth is not a criterion of a *nessek*. The Tosfos Yom Tov confirms that these words cannot be taken literally.[60] The *Toras Kohanim* states explicitly that the same laws apply whether or not the appearance of the *nessek* is deeper or even higher.[61] This applies to similar phrases in *Pessukim* 31, 32 and 34. (See *Passuk* 4)

וּבוֹ שֵׂעָר צָהֹב — **In it is gold hair.** Rashi explains that the black hair within the *nega* turned gold. If the hair grew gold originally, it is not a sign of *tumah*.[62]

נֶתֶק הוּא — **It is a *nessek*.** The word *nessek* can be translated "fallen out."[63] However, Rashi holds that it is simply the name of a *nega* in a place where there is usually hair; the word is not related to hair falling out.[64]

וְשֵׂעָר שָׁחֹר אֵין בּוֹ וְהִסְגִּיר

(ויקרא פרק י"ג פסוק ל"א)

הסגר — Confinement

If there are at least two black or any other color hairs (except gold), he is *tahor*. If there are no hairs, he is confined for seven days.

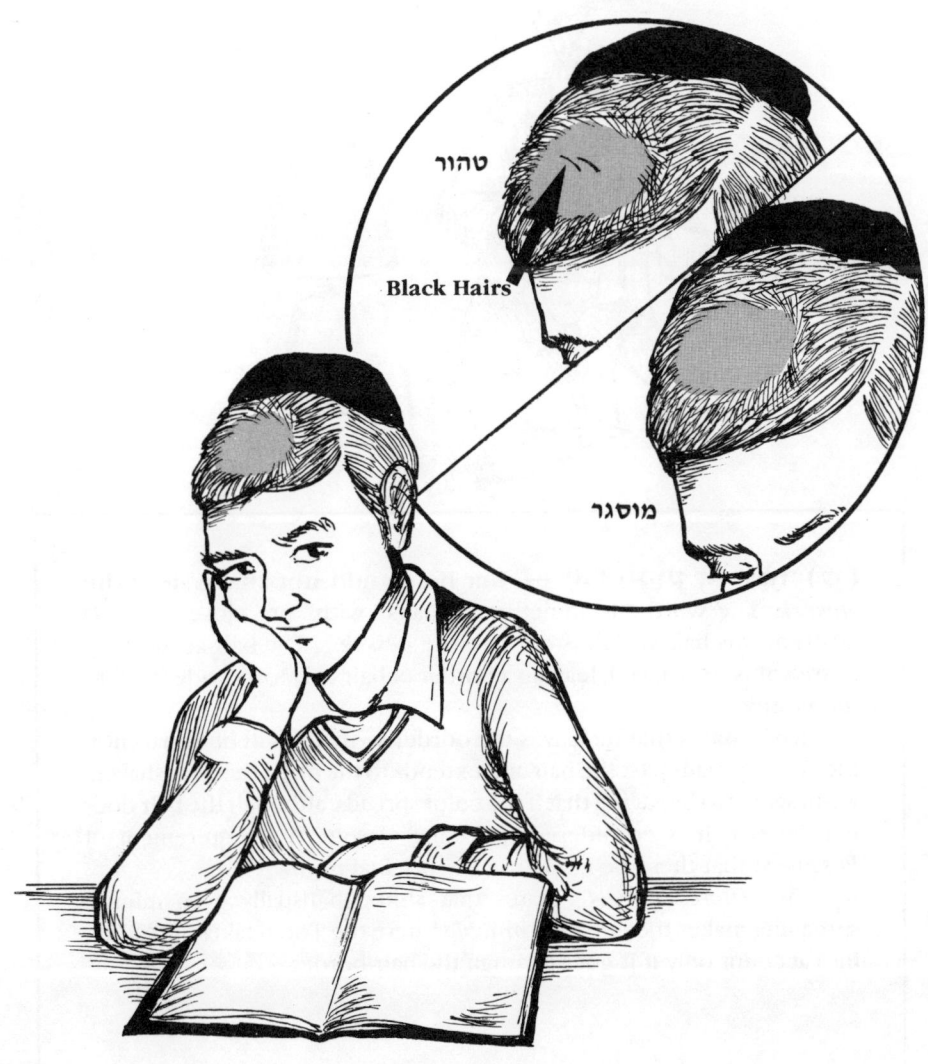

טהור
Black Hairs
מוסגר

גילוח — Shaving

On the seventh day the person is reexamined. If the *nessek* spread, he is made *tamay muchlat*. If it remained the same, the area around the *nessek* is shaved, leaving a border of two hairs around the *nessek*. Then a final seven-day *hesger* begins.

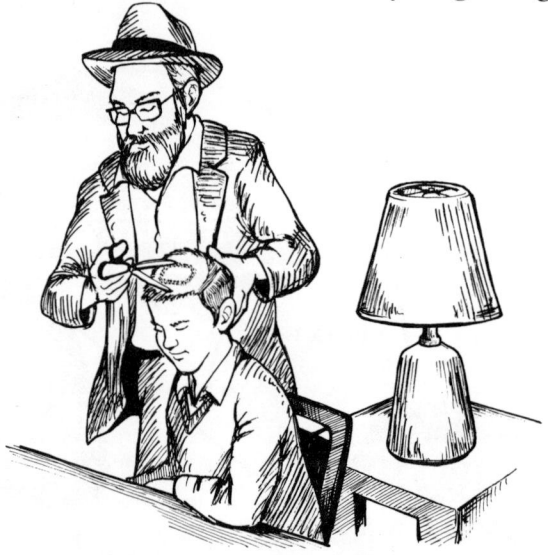

וְאֶת הַנֶּתֶק לֹא יְגַלֵּחַ (לג) — **But he should not shave near the** *nessek*. The word אֶת sometimes means "with" or "close to." וְאֶת הנתק means hair which is close to the *nessek*.[65] The hair around the *nessek* must be shaved, leaving a border of hair two hairs wide, next to the *nessek*.

Rashi states that he leaves the border so that it will be apparent if the color spreads past the hair and extends to the place that was shaven. Rashi seems to be saying that if the color spreads, although the hair does not fall out, it is considered spreading, despite the requirement of *Passuk* 31 that there be no hair in the original *nega*.[66]

The *Tiferes Yisrael*[67] states that although usually even minute spreading makes the person a *muchlat*, here the Torah takes spreading into account only if it goes through the hair border.

וְהִנֵּה לֹא פָשָׂה הַנֶּתֶק . . . וְכִבֶּס בְּגָדָיו וְטָהֵר

(ויקרא פרק י״ג פסוק ל״ד)

עומד — No change

He is reexamined after the second *hesger*. If the *nessek* did not expand (or grow gold hairs) the person is no longer confined. He and his clothing become *tahor* with immersion in a *mikveh*.

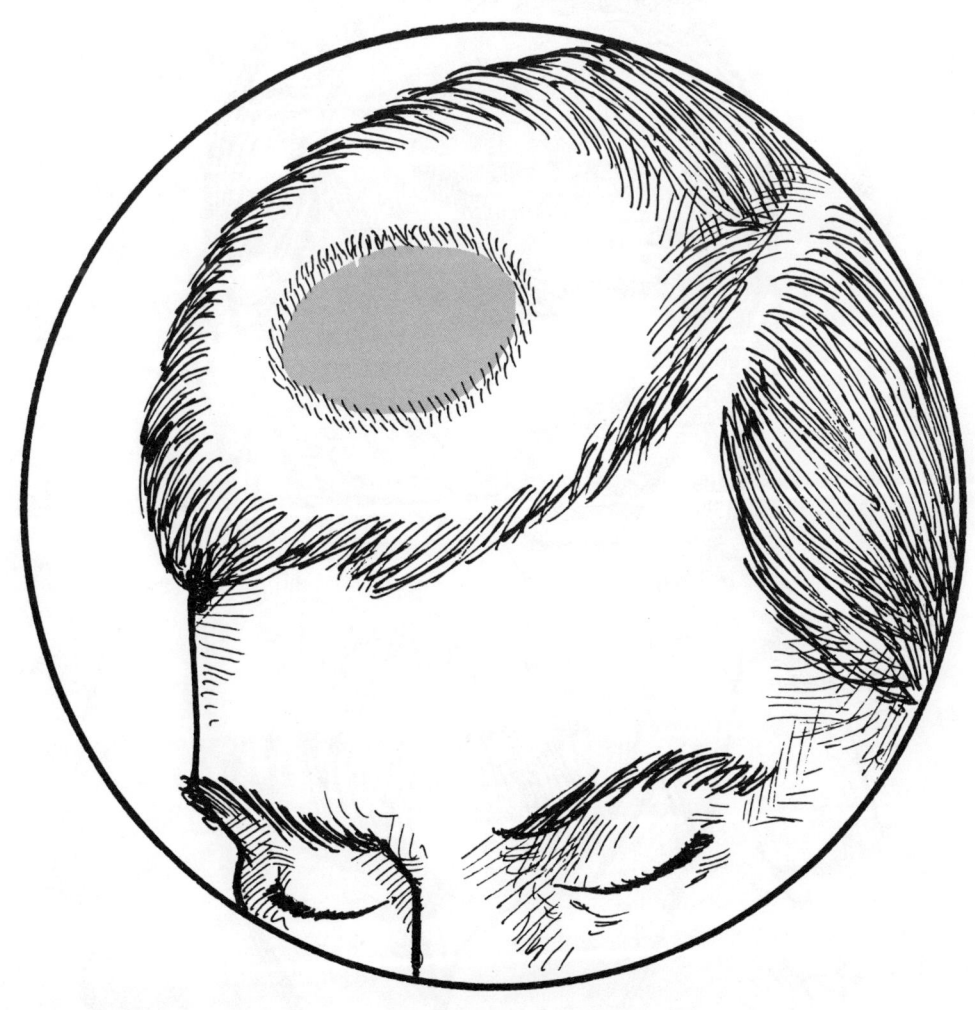

וְאִם פָּשֹׂה יִפְשֶׂה הַנֶּתֶק בָּעוֹר אַחֲרֵי טָהֳרָתוֹ

(ויקרא פרק י״ג פסוק ל״ה)

אחר פטור — Spreading at Any Later Time

Should the *nessek* ever spread, even after many years, he is a *muchlat* without another confinement.

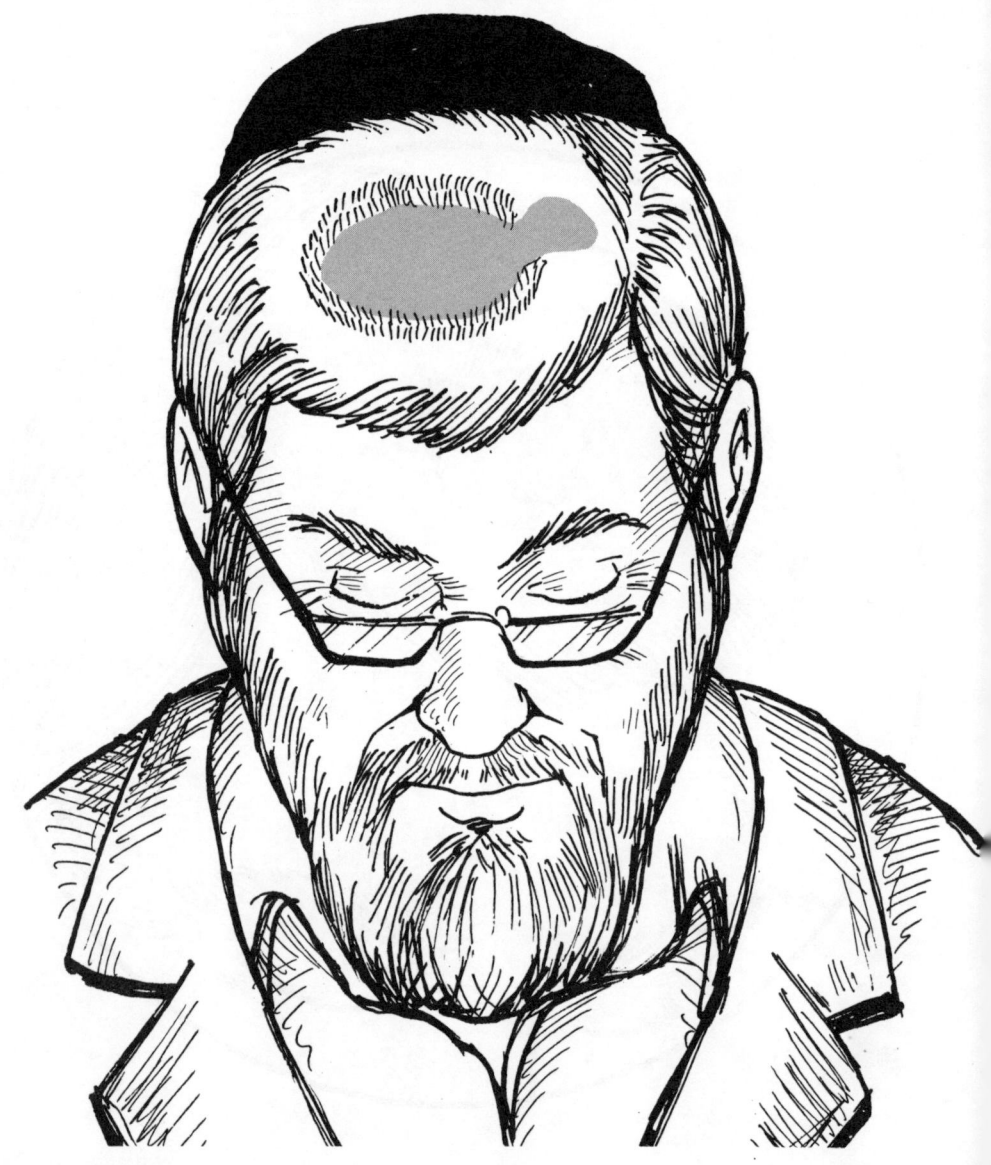

וְאִם בְּעֵינָיו עָמַד הַנֶּתֶק וְשֵׂעָר שָׁחֹר צָמַח בּוֹ נִרְפָּא הַנָּתֶק

(ויקרא פרק י״ג פסוק ל״ז)

שער שחור — Black Hair in the *Nessek*

Even after a person became *tamay muchlat* because of spreading or gold hairs, if two black hairs grow in the *nessek*, the *nessek* is healed. The *kohain* pronounces him *tahor*.

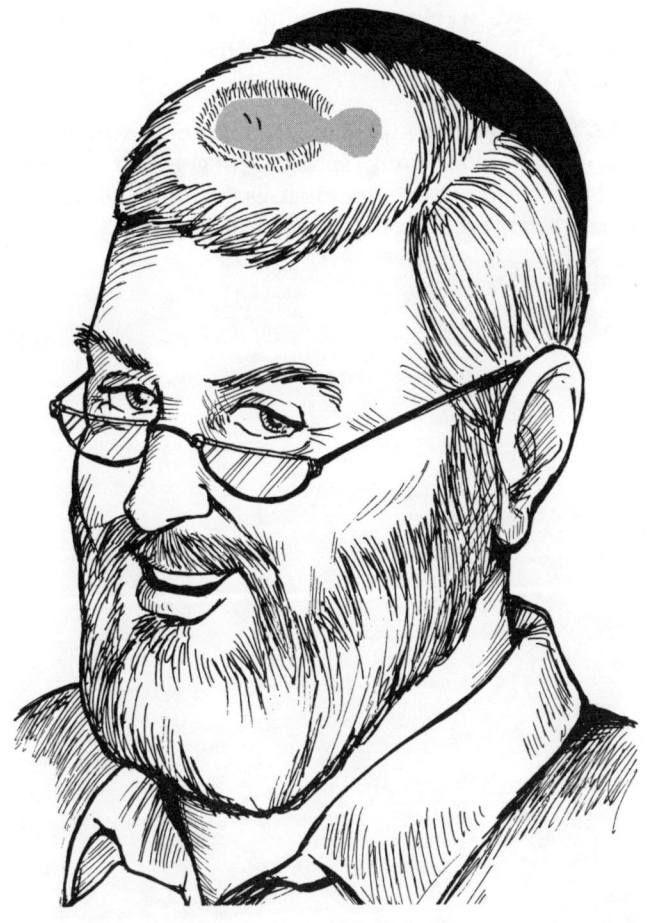

וְאִם בְּעֵינָיו עָמַד הַנֶּתֶק (לז) — And if in its appearance the *nessek* remains the same. The Malbim explains that this *Passuk* is not describing one of the possible outcomes of the confinement mentioned in *Passuk* 33. Possible outcomes of that confinement are described in *Passuk* 34, in which the *nessek* remains the same size, and in *Pessukim* 35-36, in which the *nessek* spreads. This *Passuk*, rather, is describing an event that could occur even after the spreading of the *nessek* that took place in 35-36. Thus the words ואם בעיניו עמד הנתק means as if to say that "although the *nessek* remains in that state" just described, namely, the state of having spread, still the growth of black hair heals the *nega*. [68]

According to the Chizkuni, this *Passuk* is summarizing the possible outcome of a *hesger* (mentioned in *Passuk* 33) that leads to the person's becoming *tahor*. One outcome is that the *nega* remains the same size for two weeks, and the other that black hair grows in it. According to this, the "ו" in ושער is to be translated "or," not "and" (as in *Passuk* 10). [69]

נִרְפָּא הַנָּתֶק — "The *nessek* is healed." The growth of black hair in the *nega* makes it *tahor*, even if spreading or gold hair are present. Black hair heals the *nega* to the extent that, as the *Mishnah* states, this *nega* will remain *tahor* even after the black hair falls out. [70]

Section IV

הלכות צרעת

Various Laws of *Tzoraas*

פסוקים ל״ח- מ״ו

בֶּהָרֹת כֵּהוֹת לְבָנֹת בֹּהַק הוּא

(ויקרא פרק י״ג פסוק ל״ט)

בהק — A Bright Spot

A spot that is a dimmer shade of white than that of the membrane of an egg is a *bohak*. It is not an indication of *tzoraas*.

Below are the shades of white in descending order of brightness.

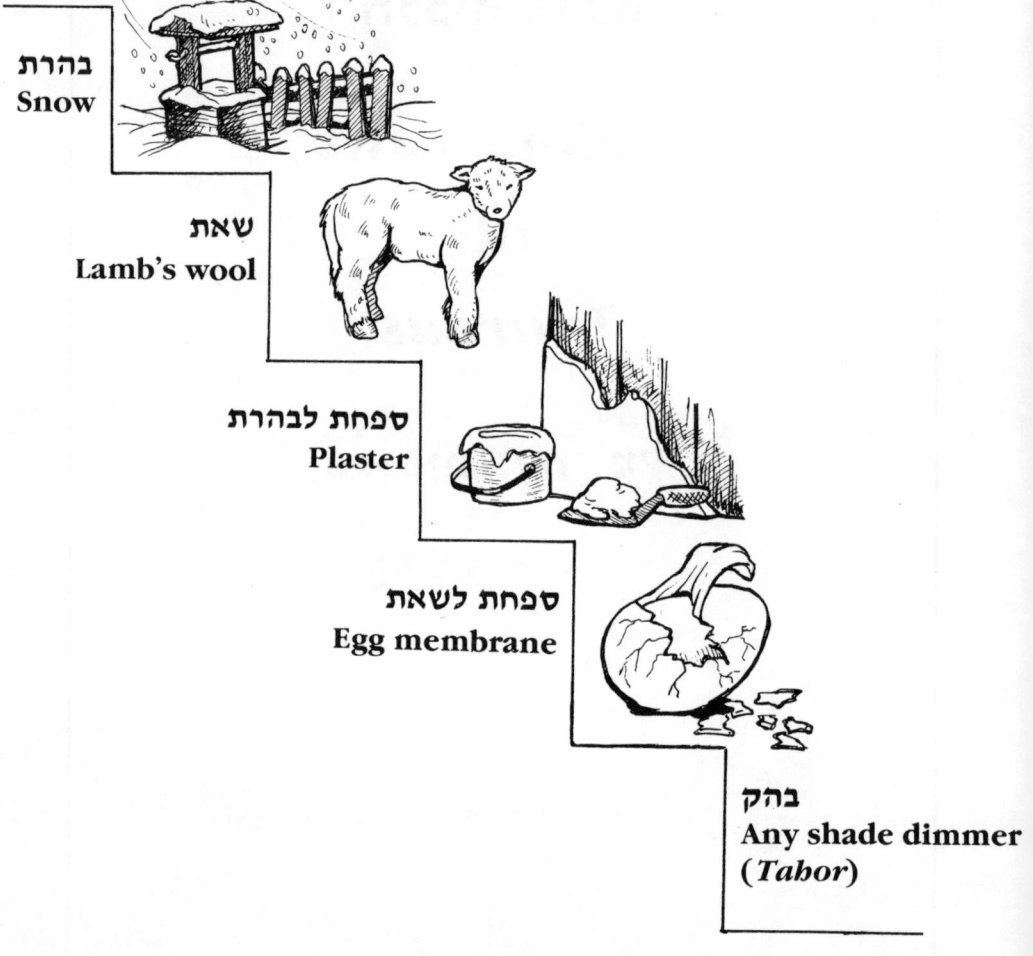

בהרת
Snow
שאת
Lamb's wool
ספחת לבהרת
Plaster
ספחת לשאת
Egg membrane
בהק
Any shade dimmer
(*Tahor*)

Bohak — (*Pessukim* 48-49)

The *bohak* is a white spot which is dimmer than the four shades of white referred to in *Passuk* 2. Although it is brighter than normal skin, it is not bright enough to be *tzoraas*.

Rashi on the *Gemara* says that just as one may not remove a *nega tzoraas* from one's body, one may also not remove a *bohak*. It is evident from this that although a *bohak* is not *tzoraas* it is not the same as regular skin. There is a controversy as to exactly what status it has. The Tosfos Yom Tov is of the opinion that although healthy flesh within a *nega* is a *michyah* and *tamay*, a *bohak* within a *nega* is not. [71]

בֶּהָרֹת כֵּהוֹת (לט) — **Dim Spots.** *Beharos* is the plural of *baheres*. Until now the Torah has used the term *baheres* to refer to snow white. Here, however, *baheres* refers to a white spot that is not white enough to be *tzoraas*.

47

וְכִי יִהְיֶה בַקָּרַחַת אוֹ בַגַּבַּחַת נֶגַע . . . כְּמַרְאֵה צָרַעַת עוֹר בָּשָׂר

(ויקרא פרק י"ג פסוקים מ"ב—מ"ג)

קרחת וגבחת — Sectional Baldness

Korachas and *gabachas* are baldness of the entire back and front sections of the head, respectively. The laws of *tzoraas* of the body, rather than the laws of *nessek*, apply to such bald areas.

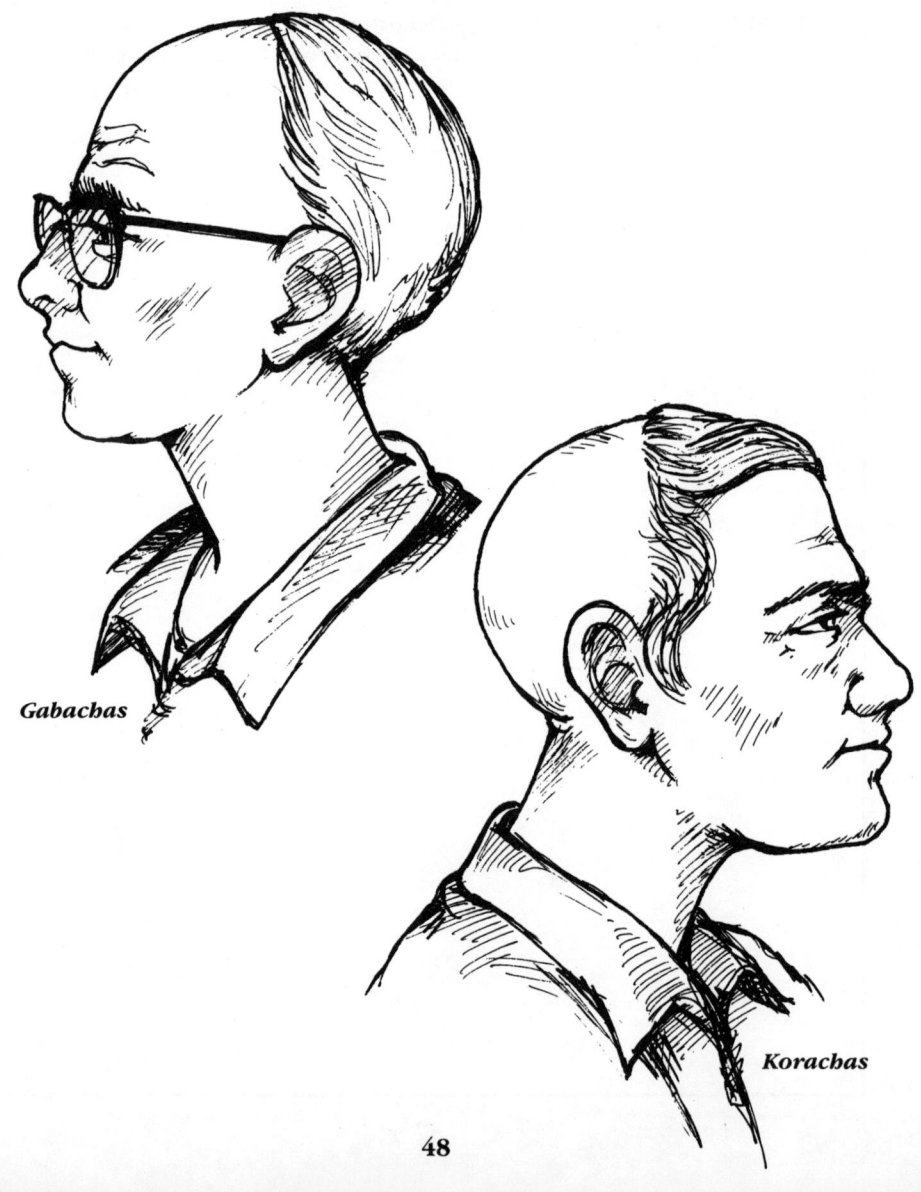

Gabachas

Korachas

Korachas and Gabachas — (*Pessukim* 40-44)

Pessukim 29-37 describe the *nessek* as a small area which becomes bald but remains surrounded by hair. *Korachas* and *gabachas*, the subject of *Pessukim* 40-44, are baldness of the entire back and front of the head, respectively.

The laws of *korachas* and *gabachas* are like those of *tzoraas* of the body rather than those of a *nessek*.[72] For example, one cannot become *tamay* with a discoloration other than white or reddish white. One becomes *tamay* in two of the three ways one would on any other part of the body—with a white *nega* that either has normal flesh within it (*michyah*), or which spreads during or after a period of confinement (*pisyon*). Hair does not grow within a *korachas* or *gabachas*, thus the third way, hair turning white, does not apply.[73]

טָהוֹר הוּא (מ) — **He is** *tahor*. Rashi explains that he remains *tahor* only relative to the *tumah* of *nessakim*, but he can become *tamay* under the laws of *tzoraas* of the rest of the body. For example, if the area has a color that in a *nessek* would require *hesger*, but not on ordinary skin, he is *tahor*, because the laws of ordinary skin apply.

These laws also provide, as Rashi states, that one becomes a *muchlat* with a *michyah* (unlike the case of *nessek*) or spreading. Rashi includes the criterion of hair that turns white in this rule. But the *Haamek Davar* and other commentaries write that this is a misprint, and in the old texts the words white hair do not appear since the area is bald.[74]

כְּמַרְאֵה צָרַעַת עוֹר בָּשָׂר (מג) — **As the appearance of** *tzoraas* **of the skin.** According to the explanation of the Rambam, this phrase does not mean that the *nega* has the appearance of *tzoraas* of the skin. Rather, it means that the law of this *nega* is the same as that of an appearance of *tzoraas* of the skin.[75] This being so, the next *Passuk* continues that he is *muchlat* on the assumption that the *kohain* finds this *nega* to meet all the requirements of skin *tzoraas*.

בְּגָדָיו יִהְיוּ פְרֻמִים וְרֹאשׁוֹ יִהְיֶה פָרוּעַ וְעַל שָׂפָם
יַעְטֶה וְטָמֵא טָמֵא יִקְרָא . . מִחוּץ לַמַּחֲנֶה מוֹשָׁבוֹ

(ויקרא פרק י"ג פסוקים מ"ה – מ"ו)

Laws of a *Mitzora Muchlat* — דיני מצורע

Someone who is *tamay muchlat* must tear his clothing, may not cut his hair and must veil his face until his lips. He must proclaim that he is *tamay* in order to keep others from coming in contact with him. A *muchlat* is sent outside the walls of the city.

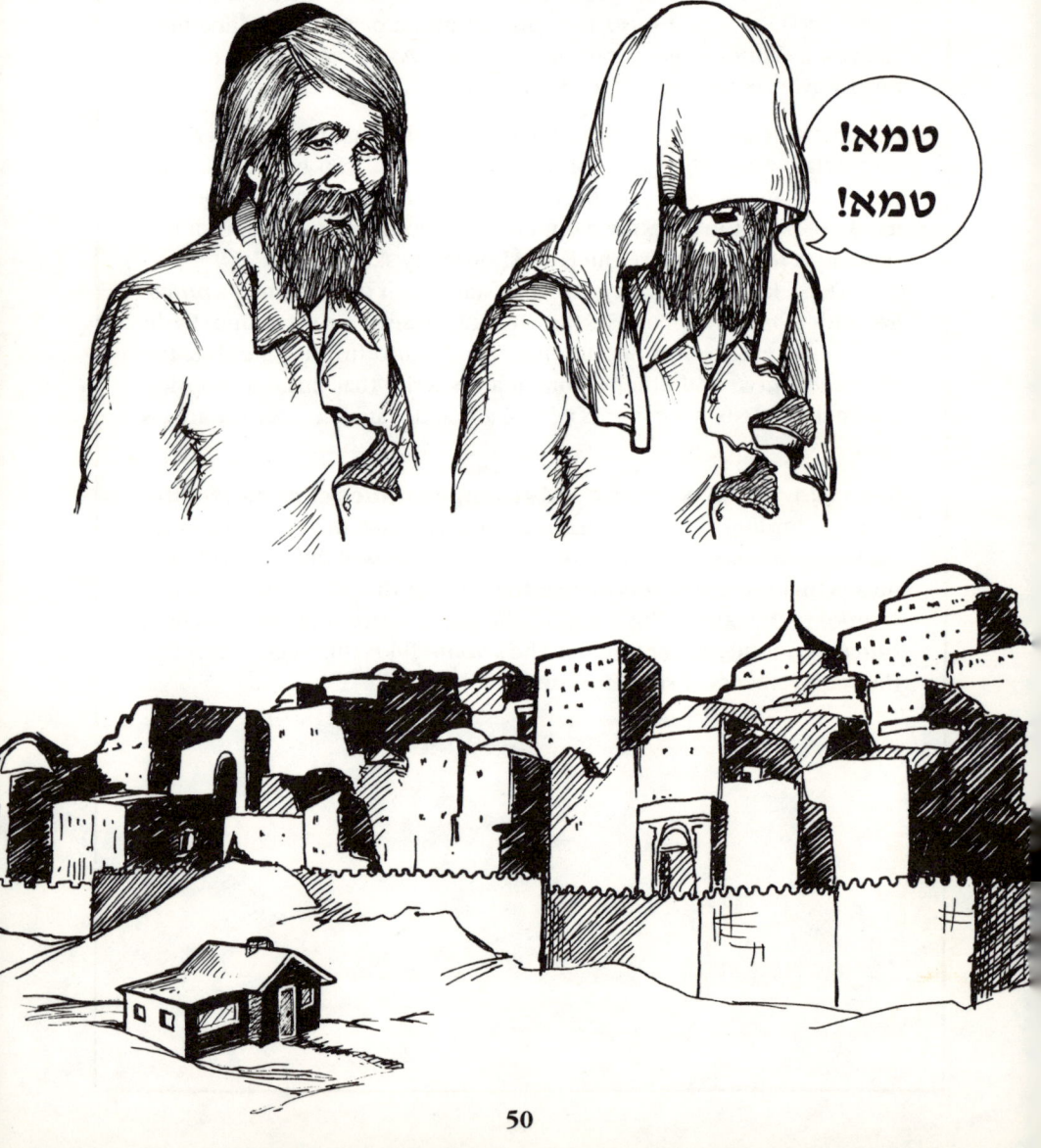

50

The Torah gives the laws which apply to someone who is *much-lat*[76] for any type of *tzoraas*, head or body, as according to Rashi in *Passuk* 44.

בְּגָדָיו יִהְיוּ פְרֻמִים (מה) — His clothes shall be torn. Rashi on the *Gemara* says in another context that פרימה means tearing in many places.

The *Passuk* seems to be saying that the torn clothing the *mitzora* must wear may have already been torn. The *Aruch Hashulchan Ha'asid* says that the *mitzora* is required to make a tear in his garment, as one does when a relative dies.[77]

וְעַל שָׂפָם יַעְטֶה — He shall wrap over his mustache. Rashi explains that a *mitzora* must wrap himself over his lips in the same manner as a mourner does. The *Gemara* refers to this type of wrapping as the wrapping of the Arabs (Yishmaelim).[78] It is no longer practiced by mourners, as we no longer know exactly what is done.[79]

Many commentaries describe the wrapping of the mourner as consisting of two parts: עטיפת הראש, covering the top of the head over the forehead with a *tallis* or turban;[80] and עטיפת שפם, swinging the bottom of the *tallis* or turban around the beard and lower half of the face until just above the edge of the nose (leaving the center of the face uncovered).[81]

There are different opinions as to the exact procedures, which are reflected in the various customs people have when putting on their *tallis* each morning. According to the *Mishnah Berurah* the face is also covered by pulling the *tallis* over the eyes and face until the mouth.[82]

וְטָמֵא טָמֵא יִקְרָא — He shall call out 'tamay, tamay.' The *Toras Kohanim* says that not only a *mitzora*, but anyone who is capable of transmitting *tumah* to others, must make them aware of it to prevent them from making contact with him.[83] (It would seem that this was written along with the laws of a *muchlat* because the confinement of the *musgar* to a certain house is sufficient to prevent contact.)

The *Mishneh Lemelech* explains that although anyone who is *tamay* should notify others that they will become *tamay* if they touch him, a *muchlat* must also keep others from associating with him, so he should be separated from society.[84]

בָּדָד יֵשֵׁב (מו) — He must dwell alone. A *mitzora* may not dwell even in the vicinity of others who are *tamay*, if they are *tamay* due to a cause other than *tzoraas*. However, he may dwell in the vicinity of other *mitzora'im*.[85]

מִחוּץ לַמַּחֲנֶה מוֹשָׁבוֹ — His dwelling shall be outside the camp. When the Jews traveled in the desert, the *mitzora* had to live outside of the encampment. When Eretz Yisrael was settled, only cities surrounded by a wall had the same degree of holiness.[86]

Section V

נגעי בגדים

Tzoraas
on
Materials

פסוקים מ׳׳ז ־ נ׳׳ט

בְּבֶגֶד צֶמֶר אוֹ בְּבֶגֶד פִּשְׁתִּים אוֹ בִשְׁתִי אוֹ בְעֵרֶב . . . אוֹ בְעוֹר אוֹ בְּכָל מְלֶאכֶת עוֹר

(ויקרא פרק י"ג פסוקים מ"ז – מ"ח)

צמר פשתים ועור — Wool, Linen and Leather

Linen or wool cloth, the types of thread used for the warp and woof of cloth, tanned leather and objects made of tanned or untanned leather are subject to *tzoraas*. The color of this *tzoraas* is red or green.

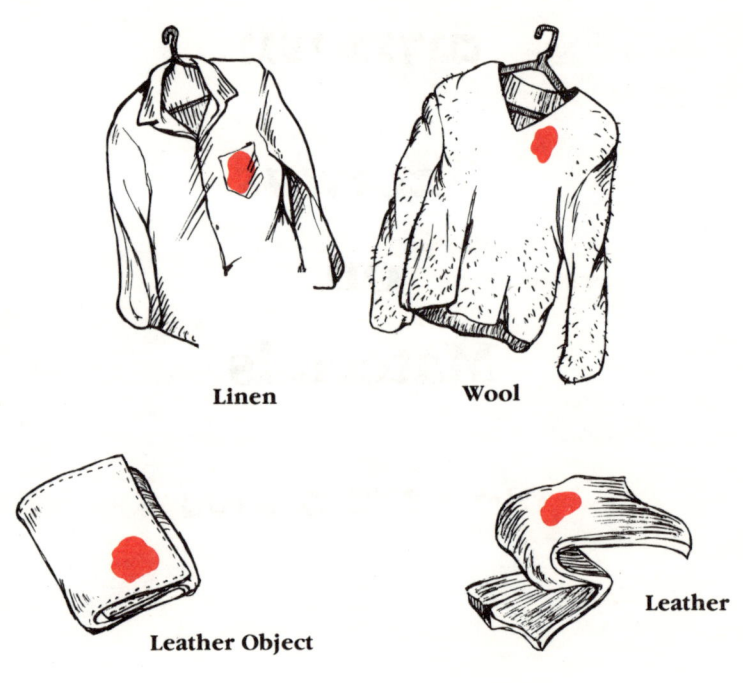

Linen

Wool

Leather Object

Leather

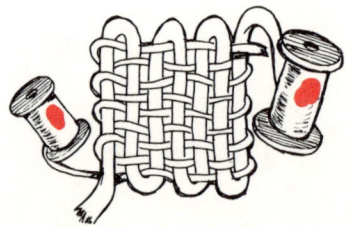

Warp and Woof Threads

Tzoraas on cloth or thread of linen or wool or on leather is called *nigai begodim*. The color of this *tzoraas* is a strong red or green. If such a color appears on a garment (or other material) the garment is *musgar* for seven days. At the end of this period, if the *nega* spreads the garment is a *muchlat*. Whenever a garment becomes *muchlat* it is entirely burned.[87]

If the *nega* does not spread, the *nega* and surrounding material are washed with cleansing agents. Then, if the *nega* disappears, the material is immersed and is *tahor*.[88] If the *nega* remains, it is confined for another week.

At the end of the second week, if the strong color remains, the garment is a *muchlat* and is burned, even if the *nega* does not spread.[89] If the color disappears the material is immersed and is *tahor*.

If there is partial improvement in that the color gets dimmer, the affected area is removed from the garment and is burned. The garment is patched and immersed, and is *tahor*.[90] However, if the *nega* appears again, it is immediately *muchlat*, and the whole garment is burned.[91]

In short, at the end of the second week, if the color remains the same, the garment is burned; if there is partial improvement, the garment is partially burned. If the color disappears, the garment becomes *tahor*.

There is an alternative outcome. Suppose the color was originally red, and at the end of the second week it was green, or vice versa. Are we to consider red and green just as variations of *tamay* appearance, in which case the appearance has not changed, and the garment is burned? Or perhaps the red *nega* has disappeared and is ended, and the green is a new *nega* entitled to another two weeks of confinement. Rashi in *Passuk* 55 cites a disagreement among *Tanaim* concerning this case.

(מז) וְהַבֶּגֶד — **And the garment.** *Tzoraas* of cloth applies only to white cloth.[92]

(מח) אוֹ בִשְׁתִי אוֹ בְעֵרֶב — **In the warp or woof threads.** Cloth was manufactured in a loom in the following fashion. Threads were placed from one end of the loom to the other. These are called the warp (*shessi*). Then other, thicker threads[93] were woven between them from side to side. They are called woof (*erev*, which means mixed in). The terms *shessi* and *erev* are referring to the threads as soon as they are spun, even before they have been placed on the loom.[94]

The thickness of a single thread is much less than the minimum width of a *nega*. Therefore, for a *nega* to exist on thread, the *nega* must cover a number of threads that are being held next to each other. The case of the *Mishnah* is a *nega* on the surface of a ball of thread before the thread is strung on the loom.[95]

אוֹ בְעוֹר אוֹ בְּכָל מְלֶאכֶת עוֹר — Or in hide, or in any object of hide. Rashi says that this means hide on which work has or has not been done. The *Mishnah Achronah* explains that the work referred to here is not tanning. Rather, the *Passuk* is saying that (tanned) hide is subject to *tzoraas* whether it is still a plain sheet of leather or has been formed into a vessel.[96]

The question arises, once we know that the rules of *tzoraas* apply to leather even when not formed, we would understand without a further statement by the Torah that they also apply to formed leather objects.[97]

The *Mayim Tehorim* explains that untanned leather is subject to *tzoraas* only if it is formed. From "או בעור" we learn that tanned leather, even if it is not formed, is subject to *tzoraas*. From "או בכל מלאכת עור" we include formed hide, even if it is not tanned.[98]

בַּבֶּגֶד אוֹ בָעוֹר (מט) — In the garment or leather. The Torah repeats the list of materials several times in this section. The implications of the *Pessukim* are explained in the Malbim and other commentaries.

וְרָאָה הַכֹּהֵן אֶת הַנָּגַע וְהִסְגִּיר אֶת הַנֶּגַע שִׁבְעַת יָמִים

(ויקרא פרק י"ג פסוק נ')

בדיקה ראשונה — First Examination

The *kohain* examines the *nega*. If it is the required size it is confined for seven days.

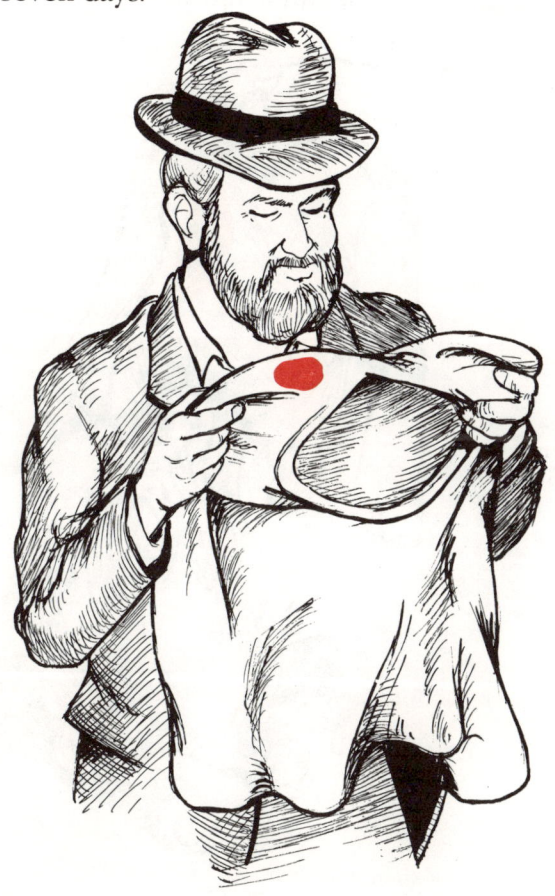

(נ) וְהִסְגִּיר אֶת הַנֶּגַע— **And he shall confine the *nega*.** Any material that is *musgar* must be sent out of the city.[99] In *Passuk* 4, Rashi explained that a person who is a *musgar* is confined in a house. Concerning a house that is *musgar*, Rashi explains in the *Gemara* that the door is closed.[100] It would follow, but it is not explicit, that affected material is kept in a closed house or possibly a container.[101]

כִּי פָשָׂה הַנֶּגַע . . . וְשָׂרַף אֶת הַבֶּגֶד

(ויקרא פרק י"ג פסוקים נ"א — נ"ב)

פסיון — Spreading

If at the end of the confinement period the *nega* spread, the material is *tamay muchlat* and is burned.

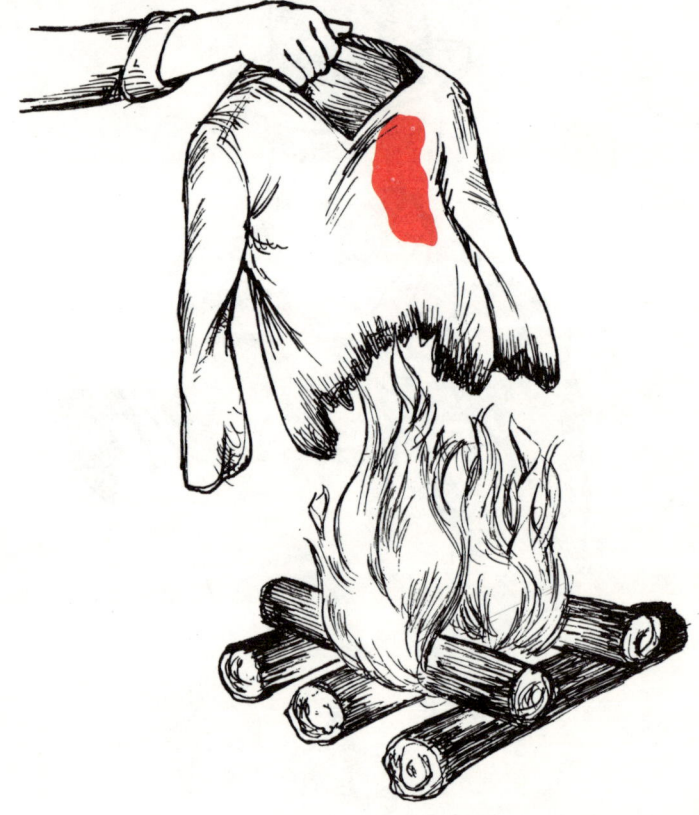

(נא) צָרַעַת מַמְאֶרֶת — **A painful *tzoraas*.** Rashi states that it is a pricking, painful *tzoraas*, like a pricking, painful thorn. It is painful to the owner because he can no longer have any use of his garment and to those who come in contact with it because they become *tamay*.[102]

(נב) וְשָׂרַף אֶת הַבֶּגֶד — **And he shall burn the the garment.** This is the law of a *muchlat* with regard to material. The material is burned.

וְהִנֵּה לֹא פָשָׂה הַנֶּגַע . . . וְכִבְּסוּ אֵת אֲשֶׁר בּוֹ הַנָּגַע וְהִסְגִּירוֹ

(ויקרא פרק י״ג פסוקים נ״ג—נ״ד)

כיבוס — Washing

If the *nega* remains the same, the *nega* and its surrounding area are washed with seven cleansing agents and confined for another seven days.

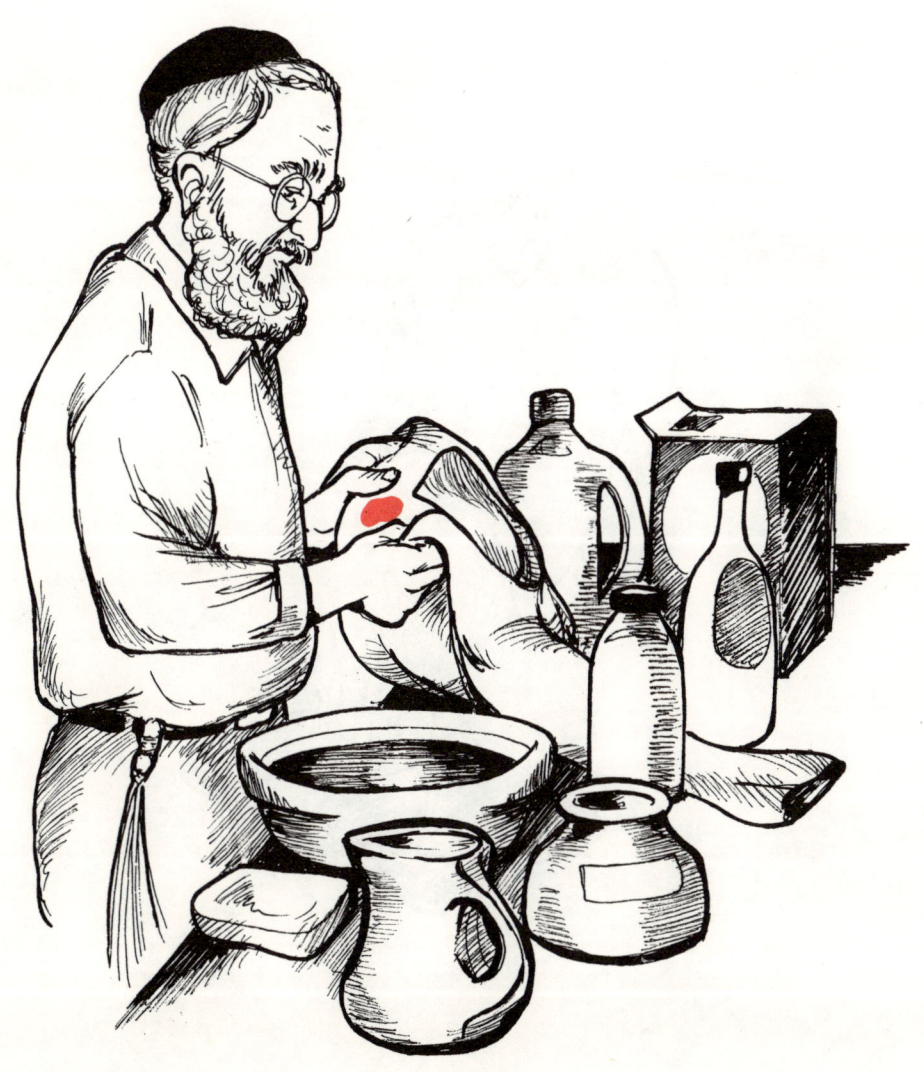

וְהַנֶּגַע לֹא פָשָׂה טָמֵא הוּא בָּאֵשׁ תִּשְׂרְפֶנּוּ

(ויקרא פרק י״ג פסוק נ״ה)

עומד — No Change

After the second confinement period, the *nega* is reexamined. If it remains the same, it is *tamay muchlat* and the garment is burned.

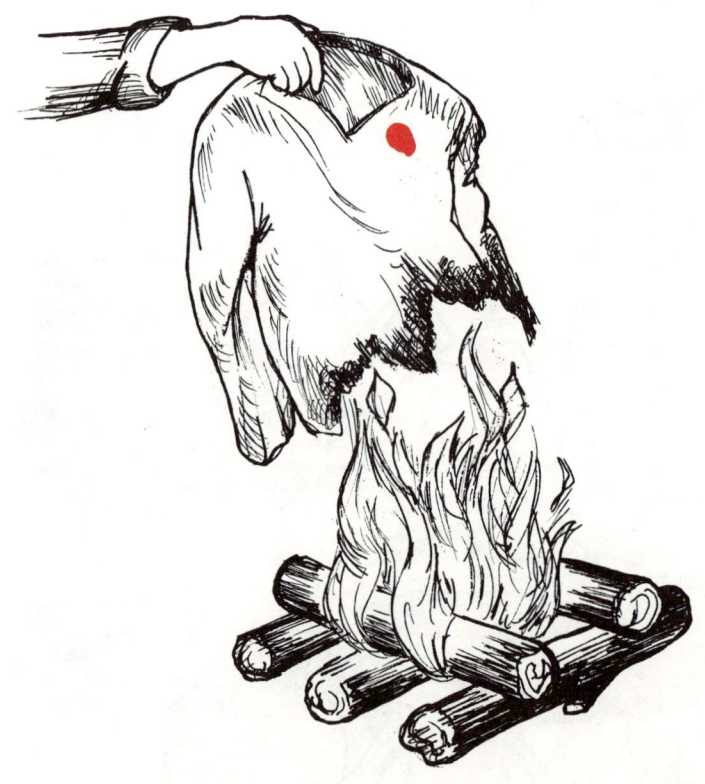

לֹא הָפַךְ הַנֶּגַע (נה) — **The *nega* has not changed.** The meaning of "לֹא הפך" is disputed in *Mishnayos Nega'im*.[103] According to the *Chachamim*, "לֹא הפך" means the red or green color did not become weak. (If it became weak, *Passuk* 56 says the part of the garment that has the *nega* is torn out and burned.)

According to Rabbi Yehudah in the *Mishnah*, "לֹא הפך" means the *nega* did not change from red to green or green to red. That is, this *Passuk* means to imply that if the *nega* did change from red to green or green to red, it is a new *nega* and requires a first *hesger*.

The *Chachamim* hold that the case of a *nega* changing from red to green or green to red is not discussed in the Torah. They hold that in such a case the *nega* is considered to have remained constant, so the garment is burned as a *muchlat*.

Rashi on "לֹא הפך" follows the *Chachamim*.

וְהַנֶּגַע לֹא פָשָׂה — **The *nega* did not spread.** Rashi on this phrase explains the opinion of Rabbi Yehudah in the above מחלוקת on the words "לֹא הפך" and the resulting rule about changing colors. Rashi quotes from the *Toras Kohanim*, which discusses the dispute between the *Chachamim* and Rabbi Yehudah. This quote reads, "We learn that if it did not change from green to red and did not spread, it is *tamay* (*muchlat*). Certainly, if it did not change but spread. If it did change color, but did not spread, I would not know what should be done with it. (Is it considered a new *nega* or a continuation of the old?) The Torah tells us that the *nega* should be confined (*musgar*) in all circumstances. This is, according to Rabbi Yehuda."

טָמֵא הוּא בָּאֵשׁ תִּשְׂרְפֶנּוּ — **It is *tamay*; you should burn it in fire.** If the *nega* does not change within two periods of *hesger*, the material is *muchlat*. This is in contrast to a *nega* on a body which, if it does not change, requires only immersion for the person to be *tahor*.

פְּחֶתֶת הוּא — **It is a deep mark.** The Malbim explains, following the *Toras Kohanim*, that over the two weeks of *hesger* the *nega* has penetrated the cloth more deeply, which is a kind of spreading. This explains why a garment whose *nega* covers only the same area after two weeks of *hesger* is a *muchlat*, while a person whose *nega* remains the same is *tahor*.[104]

בְּקָרַחְתּוֹ אוֹ בְגַבַּחְתּוֹ — **In its old or new condition.** New clothing is often fuzzy. It is not sufficient for the *nega* to be on the fuzz alone. It must appear in the weave, whether the garment is old or new.[105]

וְהִנֵּה כֵּהָה הַנֶּגַע . . . וְקָרַע אֹתוֹ מִן הַבֶּגֶד

(ויקרא פרק י״ג פסוק נ״ו)

כהה — Dimmed

If after the second confinement, the *nega* gets dimmer, it is cut out of the material and burned. (The hole is patched.)

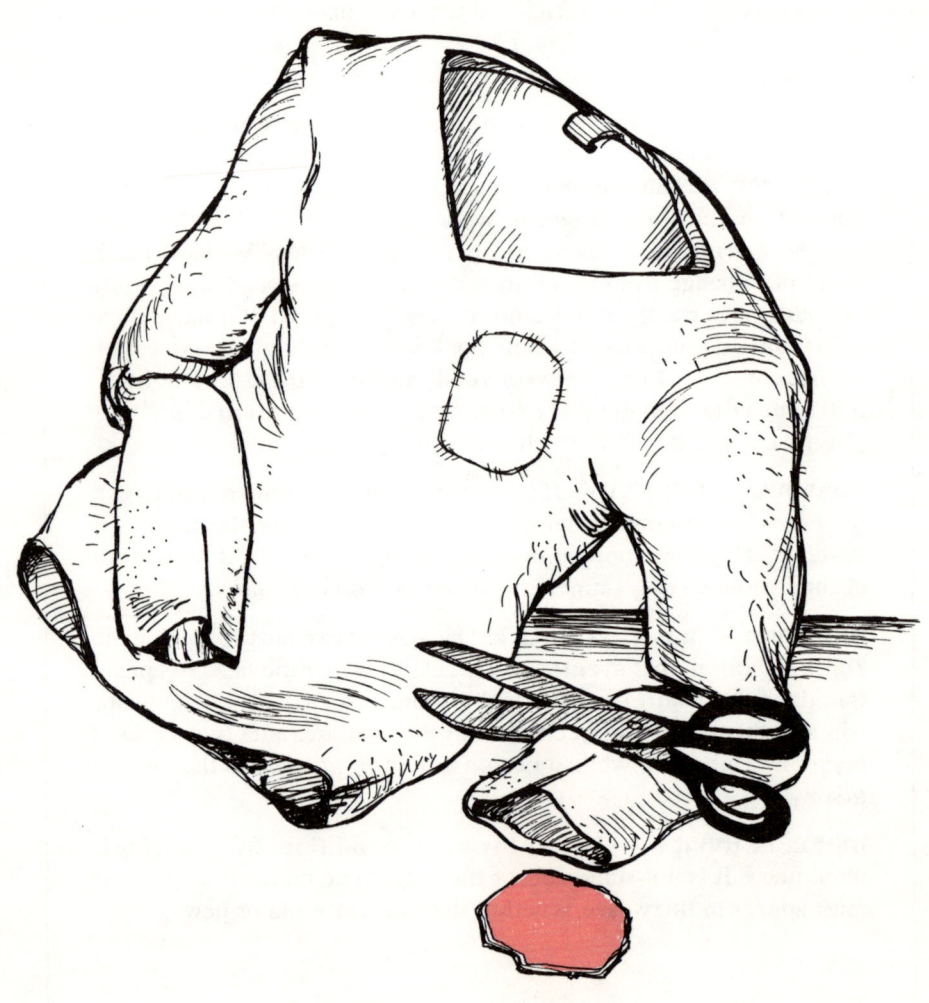

וְאִם תֵּרָאֶה עוֹד בַּבֶּגֶד . . . בָּאֵשׁ תִּשְׂרְפֶנּוּ

(ויקרא פרק י״ג פסוק נ״ז)

חוזר — Returned to the Material

Should the *nega* reoccur at any time, the material is *muchlat* and is burned.

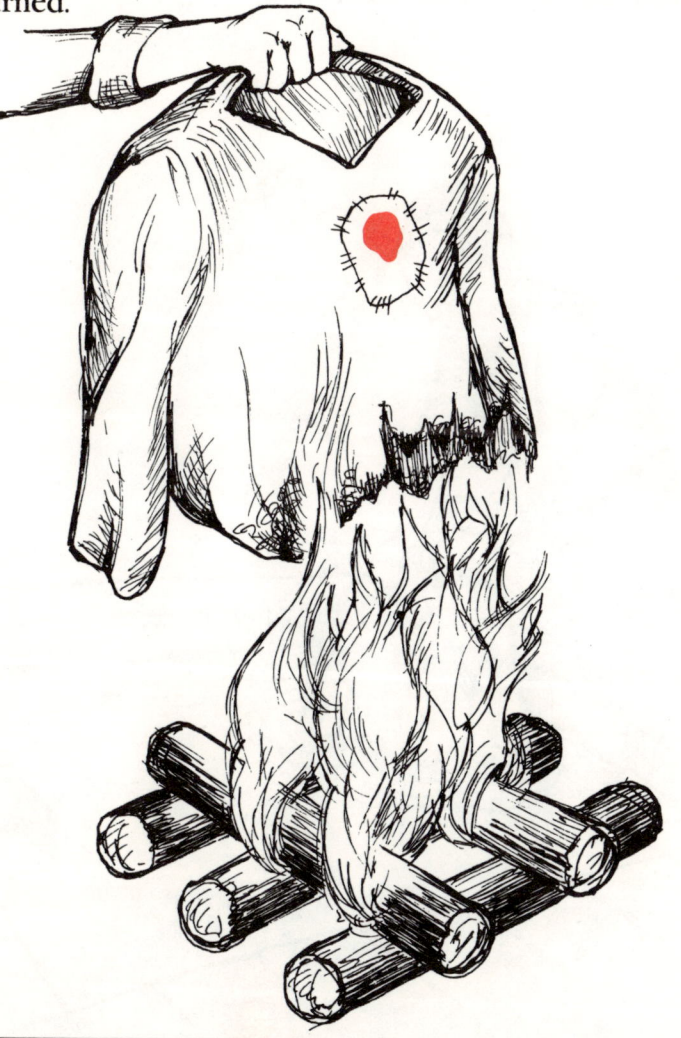

(נז) וְאִם תֵּרָאֶה עוֹד בַּבֶּגֶד— And if it appears again in the garment. If the *nega* returns on the patch, the garment is a *muchlat* and is entirely burned. If it returns on other parts of the garment, the garment is burned but the patch may be removed first.[106]

אֲשֶׁר תְּכֻבַּס וְסָר מֵהֶם הַנָּגַע

(ויקרא פרק י״ג פסוק נ״ח)

סר הנגע — Disappeared

If after the material was washed the *nega* disappeared, the material is immersed in a *mikveh* and is *tahor*.

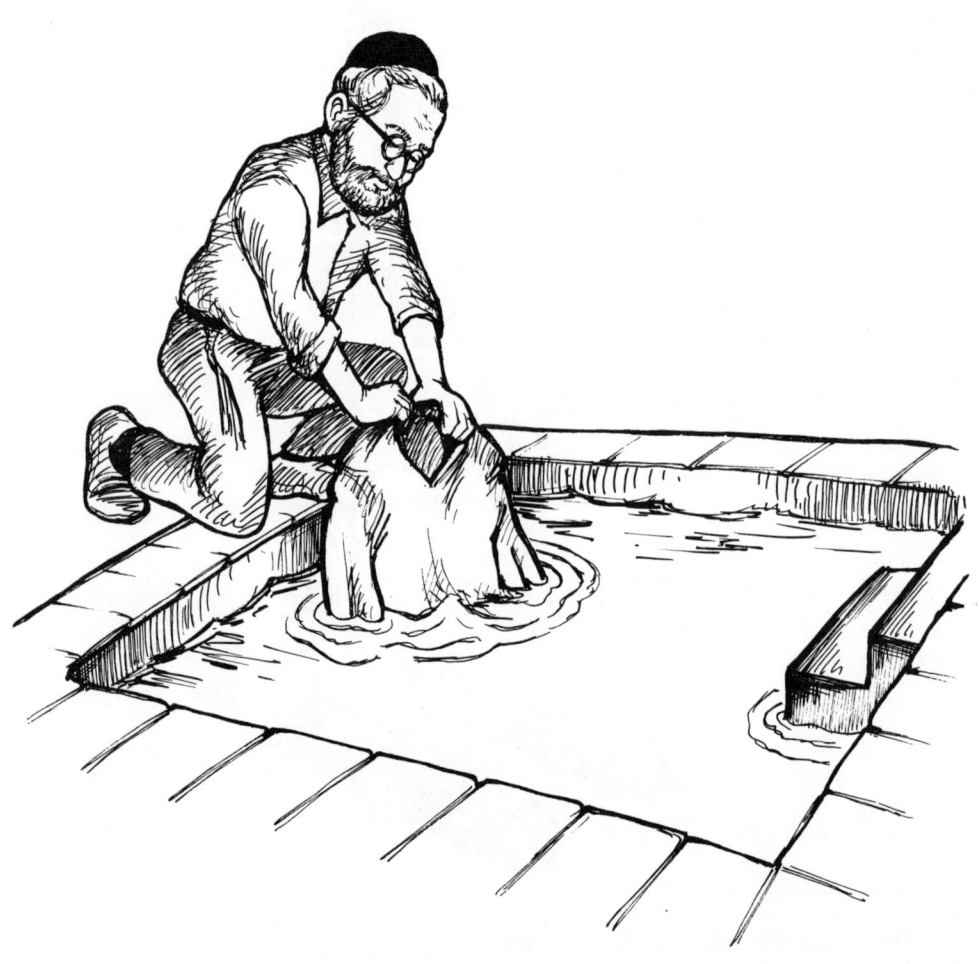

SUMMARY OF DIFFERENCES
BETWEEN CATEGORIES OF TZORAAS

Category of *Tzoraas*	Colors	Criteria for becoming *muchlat*	Maximum number of confinements
עור בשר	4 shades of white. Can be in combination with red	1. Spreading 2. White hair 3. *Michyah*	2
מכוה or שחין	4 shades of white. Can be in combination with red	1. Spreading 2. White hair	1
נתק	Various colors as are discussed in text	1. Spreading 2. Gold color hair	2 — Shave head between the first and second *hesger*
קרחת וגבחת	4 shades of white. Can be in combination with red	1. Spreading 2. *Michyah*	2
נגעי בגדים	Red, green	1. Spreading 2. Remaining the same for two periods of confinement.	2 — Wash *nega* between the first and second *hesger*
נגעי בתים	See Parshas Mitzora		

APPENDIX

GLOSSARY

FOOTNOTES

APPENDIX
Opinions that Differ with Rashi

As noted in the introduction, these explanations follow Rashi's commentary. There are often opinions that differ, three examples of which follow.

1. According to Rashi, a *musgar* is confined in one house.[107] According to the Rosh, the *musgar* is not confined to a house. Rather, *hesger* takes one of two forms. The first is confining the *nega* by drawing a mark around it to see if it spreads. The second is covering the *nega* so that nothing scrapes against it and destroys the signs of *tzoraas*.[108]

The *Mishneh Lemelech* states that *hesger* only involves the *kohain* pronouncing that the *mitzora* is "a *musgar*."[109] The *Tiferes Yisrael* interprets this to mean that a *musgar* is not confined in a house[110] (nor is the *nega* marked or covered). However, it may be possible to interpret the *Mishneh Lemelech's* words as saying that the *kohain* pronounces his decision that confinement is required, and it is left to others to carry out the requirement.[111]

2. According to Rashi, a *musgar* may remain in the city.[112] According to the Rosh and others he may not.[113] (*Tosfos* writes that Rashi retracted his view.[114])

3. According to Rashi, a *nessek* is discolored.[115] According to the Ramban, it need not have any color.[116]

The Size of a *Nega*

The minimum size and shape of a *nega*, as derived by the *Toras Kohanim* cited in *Passuk* 10, is a *gris*, which is half a certain type of bean. This is the equivalent of a square whose dimensions are six hairs by six hairs (as hair grows on the body), according to the *Mishnah*.[117]

In illustration 1, which is enlarged, the *gris* is the area within the box.

This illustration follows the explanation of the Chazon Ish discussed at *Passuk* 10 and in note 34.

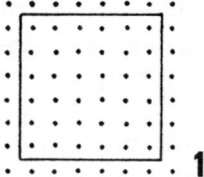

The *nega* as a whole need not be square, but it must be large enough to contain this square within it.[118] (With regard to *Halachos* other than *tzoraas* which require an area of a *gris*, the area may be long and narrow, rather than square.[119])

The minimum size and shape of a *michyah* within a *nega* is a square whose dimensions are two hairs by two hairs, as shown in illustration 2.

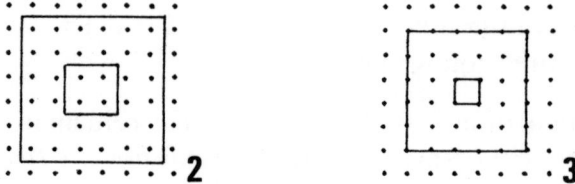

Some commentaries seem to understand "two hairs" to mean only the distance **between** the hairs.[120] This would imply that a *michyah* is only one quarter as large as in the explanation of the Chazon Ish (see illustration 3) and a *gris* is somewhat smaller than the *gris* described above. It is difficult to reconcile the various measurements of a *gris* mentioned in *Nega'im, Perek* 6, *Mishnah* 1, according to these commentaries.)

GLOSSARY

Av Hatum'ah — a high degree of *tumah*

Baheres — a white spot (pl. behoros)

Begodim — clothing

Bohak — white spot dimmer than the membrane of an egg

Erev — thick threads used for the woof in a garment

Esnachta — punctuation for the major division within a *Passuk*

Gabachas — sectional baldness in the front of the head

Gris — half a bean; a term used in reference to the size of an area that such a bean covers

Hesger — confinement

Korachas — sectional baldness in the back of the head

Michva — absence of skin caused by a burn

Michyah — an area of healthy looking skin (flesh)

Mikveh — a pool of water meeting certain specifications, immersion in which removes *tumah*

Mitzora — a person who has *tzoraas* (pl. mitzora'im)

Muchlat — a person or object that definitely has *tzoraas*

Musgar — a person or object that is confined until the *kohain* determines if he/it positively has *tzoraas*

Nega — a discoloration that is *tzoraas*; in other contexts, it can also mean affliction (pl. nega'im)

Nessek — *tzoraas* when it occurs on the hairy parts of the head or face (pl. nessakim)

Nigay — possessive plural of *nega*

Pisyon — spreading of a *nega* during or after confinement

Sapachas — secondary shade

Se'es — wool white

Shechin — injured skin

Shessi — thin threads used for the warp in a garment

71

מראה מקומות והערות

וזאת לדעת כי שמנו נקודה אחר שהבאנו לשון המחבר במקום המלים ״עד כאן לשונו״. כל מה שנמצא בסוגריים אינו מלשון המחבר.

1. ערכין דף ט״ו ע״ב, ואמר רבי יוסי בן זימרא כל המספר לשון הרע נגעים באים עליו וכו׳. וברמב״ם הלכות טומאת צרעת פרק ט״ז הלכה י׳, כדי להזהירן מלשון הרע, שהמספר לשון הרע משתנות קירות ביתו. אם חזר בו יטהר הבית, אם עמד ברשעו וכו׳.

2. פסוק מ״ט, ופרק י״ד פסוק ל״ז.

3. סוטה דף ח׳ ע״ב, במדה שאדם מודד מודדין לו.

4. הקדמת תפארת ישראל למסכת נגעים הנקרא מראה כהן ס׳ ט״ז,ועוד נ״ל פשוט דכל מוחלט כשיתרפא אין צריך שיתרפא כל הנגע מעיקרא אלא סגי כשיסור הסימן טומאה שבו כגון שינשר הב׳ שערות טמאות או שעברה המחיה או שהלך לו הפסיון וכו׳. כשהוחלט בסימן טומאה ונשאר הסימן טומאה ג״כ אינו נטהר רק באחד מב׳ אופנים אלו, שתתמעט מכגריס או שתתהוה נמוך מקרום ביצה.

5. מגילה דף ח׳ ע״ב, אין בין מצורע מוסגר למצורע מוחלט אלא פריעה ופרימה וכו׳. וברמב״ם הלכות טומאת צרעת פרק י׳ הלכה י״א, המצורע אב מאבות הטומאות וכו׳, ואחד המוסגר ואחד המוחלט בכל אלו.

6.רמב״ם הלכות טומאת צרעת פרק ט׳ הלכה ב׳, אף על פי שהכל כשרים לראות נגעים, הטומאה והטהרה תלויה בכהן. כיצד, כהן שאינו יודע לראות, החכם רואהו, ואומר לו אמור טמא, והכהן אומר טמא וכו׳.

7.נגעים פרק ו׳ משנה ח׳ ופרק ב׳ משנה ד׳.

8. רמב״ם הלכות טומאת צרעת פרק א׳ הלכה ב׳, לובן עז ביותר שאין למעלה ממנו שהוא נראה בעור הבשר כשלג, הוא הנקרא בהרת.

9. שם, ולובן שהוא דהה מזה מעט שנראה כצמר נקי של כבש בן יומו, הוא הנקרא שאת.

10. שבועות דף ו' ע"ב, הטיל הכתוב לספחת בין שאת לבהרת לומר לך כשם שטפילה לשאת כך טפילה לבהרת.

11. רמב"ם פרק א' מטומאת צרעת הלכה ב', ולבן שדיהה מן השאת מעט שנראה כסיד ההיכל הוא תולדת הבהרת ונקרא ספחת.

12. שם, ולובן שדיהה מסיד ההיכל מעט והרי הוא כקרום ביצה, היא תולדת השאת וגם זה נקרא ספחת.

13. אזנים לתורה, הבהרת היא הקשה שבכולן וכו', ולמה נמנית באחרונה? לפי שבעל הרחמים פותח בקלה תחילה וכו'.

14. נגעים פרק א' משנה ה', היה לו שער לבן, והלך לו שער לבן וכו'. ובמראה כהן סימן ט"ז סגי כשיסור הסימן טומאה שבו כגון שינשרו הב' שערות טמאות וכו'.

15. רמב"ן כאן, ויראה כעמוק לכל מביט בו מרחוק. (ועיין רבינו גרשום ב"ב פ"ד ע"א כמראה החמה שנראית עמוקה מן הצל היכא דזרחה בתוך הבית וכו'.

16.שם, שלא יאמר הכתוב במראה נגע שיהיה עמוק מן העור אלא כשיהפך בהן שער לבן, אבל כשיאמר ושערה לא הפך לבן יאמר ועמוק אין מראה מן העור, שכן מראה החמה אם יהיה במקום ההוא דבר שחור מפוזר בו לא יהיה המראה להם להסתכל בו עמוק. והנה השער בתולדתו שחור ומבטל עומק הנגע.

17. רש"י מו"ק דף ז' ע"ב, ד"ה מר סבר צוותא דאשתו עדיף ליה וכו' ומחליט ליה ומשדר ליה חוץ לג' מחנות. ובמשנה למלך הלכות יום טוב פרק ז' הלכה ט"ז וז"ל, ס"ל לרש"י דמוסגר אינו משתלח חוץ לג' מחנות. (ולא כתוס' מו"ק דף ז' ד"ה אמר רבי.)

18.גור אריה על רש"י פסוק ד', שעדיין אינו טמא מוחלט וגם אינו טהור, לכך לא יחליטו לטומאה, גם לא יניחנו ללכת כמו שאר טהור, רק יסגירנו בבית ויוכיחו הסימנים עליו.

19. חזון איש פרק ח' מהלכות טומאת צרעת הלכה א', דבכל בהרת הפשיון תלוי בראית הכהן ואינו מודד את הנגע במדה וכמש"כ רמב"ן בפי' התורה ולכן אם מת הכהן אין לו טומאת פשיון כמש"כ רבינו פרק ט' הלכה ד'. (וזה לא כמראה כהן אות יט.)

20. חזקוני פרק י"ג פסוק ד', ד"ה והסגיר הכהן וכו' כי הרואה דבר תדיר והוא גדול מעט מעט אינו מתבונן בגדולתו כמו אותו שאינו רואה אלא לפרקים.

21. תורת כהנים,והסגירו שבעת ימים שנית, מלמד שיום השביעי עולה לו מן המנין בין מלפניו ובין מלאחריו.

22. עיין בחומש של רש"ר הירש, פסוק ז' על ונראה שנית אל הכהן, וכן בחומש של רב אריה קפלן ז"ל. בספר שערי אהרן פסוק ז' כתב בשם ספר שם עולם וז"ל שנית צ"ע דהלא היא כבר ראיה רביעית, בתחילה, ובסוף שבוע ראשון, ובסוף שבוע שני שעת הפיטור, ועתה, צ"ל דמש"כ שנית, הכוונה שנית להראותו אל הכהן לטהרתו, כי שתי ראיות הראשונות הם אינן בחשבון כלל עתה, כי עתה אינו מדבר כי אם מדין טומאה לאחר הפיטור.

23. תורת כהנים, וראה הכהן ביום השביעי שנית כהן שרואה ראשונה רואהו בשניה, ואם מת רואהו כהן אחר. רמב"ם הלכות טומאת צרעת פרק ט' הל' ד', ואין השני יכול לטמאו בפשיון שאין יודע אם פשה אם לא פשה אלא ראשון.

24. רש"י מגילה דף ח' ע"ב, ד"ה יצא מוסגר וכו' שאם לא ימצא ביום השביעי סימני טומאה, שער לבן או פשיון, יטהרנו, ואף על פי שנגעו עומד עליו.

25. נגעים פרק א' משנה ג', לפטור את העומד בסוף שבוע שני.

26. רמב"ן, ואם כן פירוש הכתוב והנה כהה הנגע שחזר למראה נגע אחר כגון משלג לסיד וכו' שלא תאמר כיון שנשתנית הנגע למראה נגע אחר תראה כתחילה וכו'. ולמה לא הזכיר הכתוב העזה וכל שכן כהה, בא ללמדך שאף על פי שכהה אם פשה טמא.

27. בדברי דוד מובא בהערות של רב חיים דוב שעוועל על הרמב"ן וגם בספר שערי אהרן, וז"ל ובדברי דוד להט"ז הגיה בדברי רש"י וכתב שיש כאן טעות סופר וצ"ל הא אם עמד במראיתו ופשה טמא.

28. עיין בחומש מהרב שמשון רפאל הירש, ז"ל.

29. רמב"ם פרק א' הלכה י' מטומאת צרעת ואם לאחר שפטרו וטהר פשה הנגע או נולד בו שער לבן או מחיה הרי זה מוחלט לטומאה.

30. רמב"ם, הלכות טומאת צרעת פרק י' הלכות י"א וי"ב. המצורע אב מאבות הטומאות מטמא אדם וכלים במגעו וכו'. חומרא יתירה יש במצורע שמטמא בביאתו לבית בין בימי החלט בין בימי הסגר.

31. אבן עזרא, פסוק ל"ד וכבס בגדיו, אין צריך לומר שירחץ במים.

32. רמב"ן, פירושו והיא הפכה שער לבן, או מחית בשר חי בשאת.

33. תורת כהנים ד"ה והיא הפכה שער לבן וכו', למה נאמר שער לבן ומחית בשר חי, מלמד שלא תהיה טמאה עד שיהא בה כדי לקבל שער לבן ומחיה וכו', הא כיצד וכו'. ועיין בתוספות יו"ט נגעים פרק ו' משנה א' ובשאר מפרשים שם.

34. חזון איש, נגעים סימן ה׳, סוף סעיף א׳, דהשיער מתיחס אליו חצי האויר לפניו ולאחריו, ולימינו ולשמאלו, וכאילו הוא יונק בשיעור חצי האויר בכל סביבותיו. וע׳ דרישה יו״ד ס׳ ק״ץ אות ה׳ ושער ר״ל ברוחב המקום שיש בין שער לשער. (ולא כהתפ״י בנגעים פו׳ מ״א ושו״ת חוט השני ס׳ צ״ז שכתב שהגריס אינו אלא ל״ו שערות בלא רוחב המקום שבין שער לשער.)

35. נגעים פרק ד׳ משנה ג׳, יש במחיה שהמחיה מטמא וכו׳ הפוכה ושלא הפוכה.

36. מלבי״ם, את כל עור הנגע, כלומר את כל הגוף שבו הנגע.

37. תורת כהנים, את כל עור הנגע, עור הראוי לקבל נגע, פרט לשחין המורד ולמכוה המורדת.

38. נגעים פרק ח׳ משנה א׳, הפורח מן הטמא טהור. ושם משנה ז׳ הבא כולו לבן יסגיר.

39. תורת כהנים, וביום הראות בו, בא ללמד על ראשי איברים שנתגלו שיהיו טמאים. ותורת כהנים פסוק ג׳, וראהו כולו כאחת, שאם היה בראש חוטמו שופע הילך והילך, בראש אצבעו שופע הילך והילך אינו טמא.

40. נגעים פרק י׳ משנה ז׳. וברמב״ם פרק ג׳ מהלכות טומאת צרעת הלכה ט׳, וכל ראשי איברים אלו שהיה מקומן יושב כגריס מטמאין בנגעים אבל אם היו עגולין כרוב בריית בני אדם טהורין. כיצד בהרת כגריס בראש חוטמו או בראש אצבעו שופעת אילך ואילך טהור שנאמר וראהו הכהן עד שיראהו כולו כאחת. ובחזון איש על הרמב״ם שם כתב וז״ל דאפילו יש בראשו כגריס בלא צדדין אינו טמא עד שיהא המקום יושב ולא עגול ומיהו בהרת על שפת היד ועל הזרוע טמא אע״ג דהבשר שם מתעגל דכיון דהוא מקום רחב אין העיגול ניכר בכגריס וחשיב ראיה כאחת. (ועיין תוס׳ יו״ט נגעים פרק ו׳ משנה ז׳ למה לא אמרו שאינן מטמאין בבהרת וכו׳.)

41. בגור אריה ד״ה אלא מקשה וז״ל דלפי פירושו של רש״י אין מקום הכתוב הזה לכאן כלל דהכתוב איירי בפורח בכולה דאחר כך כתיב או כי ישוב הבשר החי בפורח בכולה דאחר כך כתיב או כי ישוב הבשר החי ונהפך ללבן וכו׳.

42. רמב״ם שם הלכה ד׳ ומטמאות בשני סימנין בשיער לבן או בפשיון. והר״ש נגעים פרק ט׳ משנה א׳ כתב הטעם משום דמחית בשר חי בעינן ואין זה בשר חי כיון דמקומו שחין או מכוה.

43. שם רמב״ם ואין בהן הסגר אלא שבוע אחד.

44. משנה אחרונה נגעים פ״ט מ״ב, שאין מצטרפין עם עור הבשר.

45. רמב״ם פרק ה׳ מהלכות טומאת צרעת הלכה א׳, מי שהיתה לו מכה בעור בשרו ונפשט העור מחמת המכה וכו׳ שלא מחמת האש בין שלקה באבן או בעץ וכיוצא בהן, בין שהיתה המכוה מחמת חולי הגוף וכו׳ שהשחיתו העור, הרי זו נקרא שחין. (משמע דאין צריך אבעבוע ודווקא בשחין מצרים כתיב בשמות פרק ט׳ פסוק ט׳ לשחין פורח אבעבועות, דברש״י חולין דף ח׳ ע״א ד״ה לקה באבן כתב אפילו בלא חבורה דכל מכה מתחמם הבשר מיד ע״י ההכאה עכ״ל, וגם לא הוזכר ברמב״ם אבעבועות.)

46. תורת כהנים, אי ונרפא יכול עד שתעשה צלקת ת״ל שחין, הא כיצד נרפא ולא נרפא, וכו׳, עד שתקרום כקליפת השום. (ובספר שערי אהרן כתב וז״ל ומדיוק לשונו הזהב של רש״י שכתב ״ארוכה״ ולא כתב ״רפואה״ כי ארוכה פירושו תחילת רפואה וכו׳.)

47. רמב״ם פ״א מטומאת צרעת הלכה ד׳, וכיצד מראה הפתוך בארבע מראות אלו כאלו הן ארבע כוסות מלאות חלב ונתערב בכוס הראשונה שני טיפי דם, ובשניה ארבעה טיפין, ובשלישית שמונה טיפין, וברביעית ששה עשר טיפין וכו׳.

48. ערוך השלחן העתיד טהרות סימן ע״ט אות ט״ז, ואם תשאל א״כ למה באמת לא כתבה התורה הך אדמדמת גבי עור בשר י״ל דאורחא דמילתא נקטה תורה לפי שמקום השחין נוטה קצת לְאדמימות כמובן וכו׳.

49. שבועות דף ו׳ ע״א, ד״ה שבזה וכו׳ ומראיהן לא אדום ולא לבן אלא כיין המזוג וסביבותיו לבן. ועיין בחזון איש נגעים סימן כ׳ אות ה׳.

50. ערוך השלחן העתיד טהרות סימן פ׳ אות י״ד, ואינו מובן, ואיך יהיה עמוק מן העור הלא נוטה לאדמימות וכו׳ וצ״ל או כדפרש״י וכו׳ שהקצוות מהפתוך הם בלובן גמור ושם נראה העומק.

51. העמק דבר, ושפלה איננה אע״ג שגם זה המעלה יש לו דשפלה איננה מכל מקום בעי הסגר.

53. רמב״ם, הלכות טומאת צרעת פרק ה׳ הלכה ד׳, התחילו השחין והמכוה לחיות ולהתרפאות ונעשית עליהן קליפה כקליפת השום.

54. רמב״ן פסוק כ״ט, נראה מזה שצריך שיהיה בנתק מראה נגע וכו׳ או אפילו נגע שחור בעור הראש הלבן וכו׳ כי אין דין הנתקין אלא אשר ימרט אמצעות הראש וישאר השער מקיף את הנתק מכל צד.

55. בענין אם מטמא גם בארבע מראות עיין ברש"י פסוק מ"ג וז"ל ולא כמראה נתקין של מקום שער שאין מטמאין בארבע מראות שאת ותולדתה בהרת ותולדתה. וברמב"ן פסוק כ"ט ואם בארבע מראות אין מטמא באיזה מראה ובאיזה ענין הוא מטמא וכו'. ועיין תיו"ט פרק א' משנה ד', ד"ה רבי דוסא בן הרכינס וכו' דנהי שבנתקין כל המראות מטמאין אבל בכלל כל המראות יש אלו וכו' שהם יהיו היותר מיוחדים שבהם אשר הם דומים למראות הנגעים עם היות שהם מטמאים גם בשאר המראות כולם. ועיין במשנה האחרונה נגעים פרק י' משנה א' מש"כ בענין זה.

56. רמב"ן פסוק כ"ט, אבל חשב הרב שנגע הראש והזקן הודיעו הכתוב בשמו שאמר נתק הוא, והוא השם הידוע לו, ובשם הזה הוא ניכר, והזכיר בנגעים שמותם ומראיהן, בהרת לבנה, שאת לבנה, ובראש הזכיר שמו ובשמו הוא נודע, וכל השם ההוא טמא הכתוב.

57. בספר השרשים שרש נתק, שם נגע במקום שער ופירושו שהוא כתם שחור.

58. תוספתא נגעים פרק א' ב', והנתקין מטמאין בכל מראה אפילו לבנים בשחור ושחורים בלבן.

59. רמב"ם הלכות טומאת צרעת פרק ח' הלכה א', בין שהיה מראהו עמוק בין שלא היה עמוק. ולא נאמר עמוק בנתקין אלא לומר לך וכו'.

60. תוספות יו"ט נגעים פרק י' משנה א', ד"ה הנתקים, ורצה הר"ש למוקים קרא כפשטיה נמי ולא עלתה לו, ומן התימה על בעל קרבן אהרן דכתב אוקימתא כפשטא, והרי לא מתוקם כדמסיק הר"ש עכ"ל. ועיין באזניים לתורה שג"כ רצה למיקם קרא כפשטות משמעותיה.

61. תורת כהנים, מראה עמוק אין לי אלא מראה עמוק, מנין לרבות את השוה והגבוה וכו'.

62. המזרחי כתב שרש"י פירש כרבי שמעון בתורת כהנים. ועיין נגעים פרק י' משנה ב', רבי שמעון אומר אינו מטמא אלא הפוך. ועיין בתוספות אנשי שם סוף פרק י' דנגעים, ד"ה כל המפרשים וכו' ורק רש"י ז"ל בחומש פי' בבהרת שהיה השער מתחילה שחור ונתהפך על ידי הנגע ללבן וכן פירש גם בשער צהוב בנתק וכו'. ושם ד"ה ונקדים דבר וכו' ועל פי הסברא וכו' ששער שצמח בנגע תחלתו לבן או צהוב הוא כמו ספק דלא ידעינן מאין הוא המראה בהשער אם שהוא על ידי הנגע או שמא טבע שער זה להיות לבן או צהוב. (ומש"כ התפארת ישראל במראה כהן פרק א' הוא לדעת הרמב"ם

שפסק כרבי יהודה ולא כרבי שמעון.)

63. משנה אחרונה נגעים פרק י׳ משנה א׳, נשירת ונפילת השער קרוי נתק משום שהשער ניתק.

64. רמב״ן לא שהוא שם בלבד כמו שאמר הרב ז״ל. ובספר מים טהורים מסכת נגעים פרק י׳ משנה ה׳, וז״ל וזהוא כוונת רש״י ג״כ במה שכתב בחומש, נתק כך שמו של נגע במקום שער ע״כ, כלומר אין טעם לשם עצם המכוסה באיזה לשון וכו׳ עכ״ל.

65. רמב״ן, ויהיה טעם ואת כמו ״ויגש דוד את העם וישאל להם לשלום״ שבא סמוך להם.

66. מים טהורים נגעים פרק י׳ משנה א׳ סוף ד״ה עוד וכו׳, ע״כ הבאתי לשון רש״י בחומש דעה שלישית שהפשיון די בתוספת שינוי מראה אף שהשערות עומדות במקומן עכ״ל. ושם במשנה ה׳ בד״ה על מ״ש בלשון משנתנו וכו׳ ועוד למדנו מדברי רש״י וכו׳ אם באותו פשיון נשארו שתי שערות וכו׳, הרי זה עצם הפשיון המטמא והוא שיעבור הנתק את השערות ומניחם על עמדם. (וע״ש עוד שהב׳ שערות עומדים סמוך להקמה ולא נחשבים כמבוצר.) ועיין באזנים לתורה כאן, וז״ל לא זכיתי להבין דברי רש״י וכו׳ ובכלל הפשיון האמור בנתק הוא שינתקו עוד שערות וזהו תנאי אפילו לשיטת רש״י וכו׳. עכ״ל והניח בצ״ע.

67. נגעים פרק י׳ משנה ה׳, בתפארת ישראל אות ל״ה, שהפשיון של נתק הוא לכל הפחות בסוף שבוע ב׳ בשיעור רוחב ב׳ שערות.

68. מלבי״ם פרק י״ג אות קל״ו, אם בעיניו של הכהן וכו׳ עמד הנתק ונשאר על מעמדו שפשה ויש בו שער צהוב, בכל זה אם שער טהור צמח בו נרפא וטהר.

69. חזקוני ושער שחור צמח בו וי״ו במקום או דוגמת מכה אביו ואמו וכו׳ אף כאן או שער, פי׳ עמד בעיניו או שער שחור צמח בו.

70. נגעים פרק י׳ משנה ח׳, נולד לו שער שחור טהור אע״פ שהלך לו שער שחור טהור.

71. שבת דף קל״ב ע״ב רש״י ד״ה נגעים טהורים. ובמנחת חינוך ס׳ תקפ״ד ולענין איזה דבר נקרא נגע לעבור עליו אם קוצץ מצד הסברא נגע מארבעה מראות וכו׳ אבל אם הוא פחות מארבעה מראות וכו׳ דאין שם נגע על זה כלל ואינו עובר כלל כי אינו נגע כלל. אך במס׳ שבת קל״ב ע״ב מבואר שם דאף על נגעים טהורים עוברים בלאו אם קצץ ופירש רש״י כגון בוהק וכו׳ ועי׳ בתוס׳ בשבועות דף ד׳ ד״ה בקוצץ והנה עי׳ במנ״ח שכתב דהתוספות חולקים על רש״י וכו׳ ע״ש

באריכות.תוספות יו״ט נגעים פרק ו׳ משנה ו׳ ד״ה היה בוהק, וזה תמצית לשונו: כתב הרב דאם הי׳ הבוהק כעדשה הי׳ מטמא משום מחיה, וכן כתב הרמב״ם ודבריהם תמוהים מאד דבפרק א׳ משנה ו׳ כתב הרב לשון תורת כהנים בשר חי ולא הבוהק וכו׳. ע״ש וע״ע בת״י שם.

72. רמב״ן פרק י״ג פסוק כ״ט, ואיש כי ימרט ראשו, למדת כי אין דין הנתקין אלא כאשר ימרט אמצעות הראש וישאר השער מקיף את הנתק מכל צד. אבל אם ימרט אחורי הראש או פאת הפנים וינתק מכל הצד ההוא אינו נדון בסימני הראש והזקן אלא בסימני עור בשר. ועיין בחזון איש על הרמב״ם פ״ה ה׳ הלכה ח׳ ובמשנה אחרונה פ״י דנגעים ד״ה מ״מ.

73. רמב״ם הלכות טומאת צרעת פרק ה׳ הלכה ט׳, ולפי שאין בהן שיער אין השער הלבן סימן טומאה בהן. עי׳ בנגעים פ״ג מ״ו ברע״ב, ד״ה דמחיה וכו׳ אבל בשער לבן אין מטמאין לפי שאין שער צומח בהן.

74. העמק דבר פסוק מ״ג, וטעות הדפוס הוא בפרש״י בפסוק מ׳ מש״כ בשער לבן דוק במשנה ובת״כ ותשכח. לקט בהיר פסוק מ׳ אות נ״ט, ובספרים שלפנינו הגירסא בשער לבן ותלמיד טועה כתב זאת. ובספרים מדוייקים וכתבי יד הישנים ליתא.

75. בפירוש המשנה להרמב״ם פ״ג משנה ו׳, הנגעים אשר יתחדשו בקרחת ובגבחת אמר השם ית׳ בהן כמראה צרעת עור בשר, הנה כמו שצרעת עור בשר תטמא במחיה ובפסיון ובשני שבועות כן גם כן זאת הצרעת וכו׳.

76. פשטיה דקרא במוחלט איירי כמו שכתוב במלאכת שלמה, כלאים פרק א׳ משנה ז׳, ד״ה עיירות וכו׳ המצורעים, פי׳ בימי חולטו דוקא כדמוכחי קראי. ובמשנה למלך הלכות יו״ט פרק ז׳ הלכה ט״ז, ד״ה וראיתי וכו׳ דחיוב זה דוטמא טמא יקרא אינו במוסגר כי אם במוחלט כפשטיה דקרא דבמוחלט איירי. אבל עיין מס׳ מגילה ח׳ ע״ב, כל ימי לרבות מצורע מוסגר לשילוח.

77. רש״י סוטה דף ז׳ ע״א ד״ה ואם נפרמו וכו׳ פרימה גדולה מקריעה שנקרעה לקרעים הרבה. (ובספר תשב״ר למשמעות כתב משמע לי שהקריעה זו אין עיקר דינה אלא שילך בבגדים קרועים וכו׳ דבקריעה על מת כתוב הלשון ״לא תפרומו״ הדגיש הלשון על הפועל לפעול פעולת הקריעה. אבל כאן כתב יהיו פרומים, שהווייתן יהיו נקרעים וכו׳.) ובערוך השלחן העתיד סימן צ״ה סעיף א׳ ויראה לי דאין הכוונה שיקרע כל בגדיו אלא שחייב בקריעה כמו על המת וכו׳.

78. מועד קטן דף כ״ד ע״א וכל עטיפה שאינה כעטיפת ישמעאלים אינה עטיפה.

79. דרישה יו״ד ס׳ שפ״ו, ומה שאין אנו נוהגין בעטיפה וכו׳ ואפשר משום דעטיפת ישמעאלים לא ידיע, ואמרינן בגמרא כל עטיפה שאינה כעטיפת ישמעאלים דלא הוי עטיפה. ועיין שם עוד טעמים.

80. חדושי המאירי מועד קטן דף ט״ו ע״א, ד״ה אבל חייב בעטיפת הראש וכו׳ שיעטוף ראשו עיטוף המכסה מקצת הפנים מכנגד העיניים, ולמטה כנגד השפה שיהא עומד כאדם נכנע ונשבר. וברמב״ם הלכות טומאת צרעת פרק י׳ הלכה ו׳, מצות עשה שיהיה המצורע המוחלט מכוסה ראש כל ימי חלוטו ועוטה על שפם כאבל. וברש״י מועד קטן דף ט״ו ע״א, יעטה משמע עטיפת הראש. וביו״ד הלכות אבילות סימן שפ״ו, שיכסה ראשו בטלית או בסודר.

81. רמב״ם הלכות אבל פ״ה הלכה י״ט, והסודר שמכסה בו ראשו עוטה ממקצתו מעט על פיו שנאמר ועל שפם יעטה. וברבינו חננאל מועד קטן כ״ד ע״א, מכסה שפמו וזקנו וחוטמו במצנפתו או בטליתו. ובמאירי מועד קטן דף כ״ד ע״א, כסוי הראש והזקן עד השפם והוא הנקרא עטוף. וביו״ד שם, ויחזור קצתו על פיו ועל ראש החוטם.

82. משנה ברורה או״ח סימן ח׳ אות ד׳, בשעת עטיפה מכסה ראשו בהטלית עד שיגיע עד פיו ומשליך כל הארבע ציציות לצד שמאל. ובשלחן ערוך הרב או״ח סימן ח׳ ס״ה ולכן צריך להתעטף בטליתו כעטיפת הישמעאלים דהיינו לכסות הראש עם הפנים עד גומות שבלחי למטה מפיו, עכ״ל. אמנם בסידורו כתב עטיפת ישמעאלים, היינו שיכרוך הטלית עם השתי כנפות של צד ימין סביב צווארו ויחזירנו לאחוריו דרך צד שמאל וכו׳ ואין צריך לכסות ראשו על פיו וכו׳ (מובא בספר טעמי המנהגים עם ציור מס׳ 22). ועיין בחומש הרב הירש, פסוק מ״ה.

83. תורת כהנים וטמא טמא יקרא אומר ״פרוש״ אין לי אלא זה בלבד וכו׳ וכל המטמאים את האדם מנין ת״ל טמא טמא יקרא.

84. משנה למלך הלכות יו״ט פ״ז הלכה י״ח, ד״ה והנראה אצלי וכו׳ דכל הטמאים צריכים להודיע שהם טמאים היינו כדי שלא יבואו בני אדם ויגעו בהם ויתטמאו אבל במוחלט טעמי׳ דקרא הוא שיודיע שהוא מוחלט ויפרשו בני אדם ממנו דכל עיקר הכתוב הוא שיהא מובדל ומופרש מבני אדם ולא תיהוי ליה צוותא דעלמא וכו׳.

85. מלאכת שלמה כלים פרק א׳ מ״ז ד״ה שמשלחין מתוכן וכו׳ ומ״מ כל המצורעים וכו׳ יכולין לישב זה עם זה וכו׳ חוץ משאר

טמאים כגון זב וטמא מת וכו׳. ובתורה תמימה פרק י״ג אות קצ״ב, ונראה דאי אפשר לפרש בדד ישב שיהיה מובדל גם משאר מצורעים וישב יחידי משום דא״כ הול״ל גלמוד ישב וכו׳.

86. מס׳ כלים פרק א׳ משנה ז׳, עיירות המוקפות חומה מקודשות ממנה שמשלחים מתוכן את המצורעים. וברמב״ם הלכות טומאת צרעת פרק י׳ הלכה ז׳, דין המצורע שיהיה לו מושב לבדו חוץ לעיר וכו׳ ודבר זה בעיירות המוקפות חומה בארץ ישראל בלבד.

87. נגעים פרק י״א משנה ה׳, הפושה בזה ובזה ישרף.

88. תפארת ישראל שם אות ל״א, ואם יעבור הנגע בהכביסה טהור מיד.

89. שם במשנה, העומד בשני ישרף.

90. שם, הכהה בשני קורעו ושורף מה שקרע וצריך מטלית.

91. שם משנה ו׳, חזר למטלית שורף את הבגד.

92. נגעים פרק יא׳ משנה ג׳, הבגדים הצבועים אין מטמאין בנגעים.

93. רע״ב, נגעים פרק י״א משנה ח׳, שהשתי דק והערב עב מאד.

94. רמב״ם הלכות טומאת צרעת פרק י״ג הלכה ח׳ השתי והערב בין של צמר בין של פשתן מטמאין בנגעים מיד משיטוו.

95. רמב״ם הלכות טומאת צרעת פ״א הלכה ח׳, נגע שהיה רוחבו כדי צמיחת חמש שערות אפילו היה אורכו אמה,הרי זה טהור. ובתפארת ישראל נגעים פרק י״א אות ס״ו, ואם הכדור גדול כל כך אז מצטרף גריס הנגע שבכל החוטין המונחין יחד ונראין בשטח החיצון של הכדור. (ועיין בת״י פרק ו׳ אות ג׳ שיש חילוק בין גריס של נגעים לגריס של כתמי אשה.)

96. משנה אחרונה, נגעים פרק י״א משנה א׳, ד״ה ומיהו בעיקר דין זה וכו׳ רש״י בפירוש התורה כתב וכו׳ או בעור, זה שלא נעשה בו מלאכה, ובכל מלאכת עור, זה שנעשה בו מלאכה, נראה דאיהו מפרש שלא נעשה בו מלאכה שלא עשה ממנו כלי כמ״ש הר״ש פרק י״ז דכלים ואשמועינן דבין שהוא גולם ובין שעשאו כלי מטמא ומיהו דוקא בעור מעובד וכו׳ וזה דלא כדברי הרמב״ם וכו׳ דגולם אינו מטמא וכו׳.

97. חומש העמק דבר פסוק מ״ח, ד״ה או בעור וכו׳,לכאורה יותר פשוט דכל מלאכת עור שמקבל טומאה במגע ג״כ יקבל טומאת נגעים מה שאין כן עור פשוט שאינו מקבל טומאה במגע. ע״ש.

98. בספר מים טהורים כלים פרק י״ז משנה ט״ו אות ד׳ באמצע

דיבור, ונראה לישב לשטת הר״ש דיש בעור שני מיני מלאכה המכינים אותו לשיקבל טומאה א׳ העיבוד וכו׳, ב׳ המלאכה החיצונית והוא שיעשה מזה העור איזה כלי קיבול וכו׳ הכי קאמר או בעור שלא נעשה בו מלאכה חיצונית רק מלאכת העיבוד עכ״פ או בכל מלאכת עור לרבות כל מלאכת עור אפילו מלאכה חוציות (חיצונית) שיעשה ממנו כיס טמא גם כן אף שאין בו מלאכת עיבוד העור עצמו.

99. רמב״ם הלכות טומאת צרעת פרק י״ג הלכה ט״ו, בגדים המנוגעים משלחין אותן חוץ לעיר בין שהיתה מוקפת חומה, בין שאינה מוקפת, וזה חומר בבגדים מבאדם. (וכוונת הרמב״ם לבגד מוסגר, שהמוחלט נשרף.) ועיין בערוך השלחן העתיד ח״ב ס׳ ק״א סע׳ ט״ו וטעם התורה נ״ל כדי שלא יכשלו בהם בני אדם שיטמאו בהם דאדם מצורע טמא טמא יקרא וכו׳ משא״כ אלו שאין להם פה לדבר וכו׳.

100. חולין דף י׳ ע״ב רש״י ד״ה ויצא הכהן וגו׳ דבעינן דנפיק מכל הבית ואח״כ יסגור את הדלת.

101. מראה כהן לתפארת ישראל אות כ״ג בסוף דיבור, להניחו בקופסא ולהסגירו. (והמראה כהן כתב ואין צריך להניחו וכו׳ דלא פירש כשיטת רש״י.)

102. מלבי״ם פרק י״ג אות קס״ו, שהוא ממאיר ופוחת ומכאיב את הנוגע בו.

103. נגעים פרק י״א משנה ד׳, נשתנה ופשה, נשתנה ולא פשה, כאילו לא נשתנה, ר״י אומר יראה בתחילה.

104. מלבי״ם פרק י״ג אות קע״ב, ועל כרחך פירש שיהיו מראה שוקעים, רצה לומר שבא לבאר שהגם שלא פשה, ובנגעי אדם הדין הוא שאם לא פשה אחרי ההסגר טהור, שאני נגעי בגדים שהוא מעמיק וחופר בעומק הבגד, וגם אם לא פשה על שטחו פשה בפנים הבגד וכו׳.

105. רמב״ם הלכות טומאת צרעת, פרק י״ב הלכה ט׳, בגד שמוכין יוצאין על פניו מן האריג וכו׳ אינו מטמא עד שיראה הנגע במוכין ובאריג עצמו, וזה שני בבגדים בקרחתו או בגבחתו, קרחתו אלו השחקים, גבחתו אלו החדשים.

106. רמב״ם פרק י״ב מהלכות טומאת צרעת הלכה ו׳, בגד שקרע ממנו מקום הנגע, ותפר מטלית כמו שביארנו,וחזר הנגע כגריס על הבגד, מתיר את המטלית ומצילה ושורף שאר הבגד. חזר הנגע על המטלית שורף את הכל.

107. רש"י פסוק ד', ד"ה והסגיר יסגירנו בבית אחד. וברש"י על הרי"ף מועד קטן דף ז' ע"ב, ד"ה לא להקל וכו', אי לא הוה חזי ליה, בבית הכלא נמי היה עומד וכו'.

108. תוספות הרא"ש מועד קטן דף ז' ע"א, ד"ה אמר רבא וכו' לכך אני אומר דוהסגיר את הנגע על שני דרכים, האחד שיסגירנו בתוך סימן שיעשה סביבותיו באחד מן הצבעים כדי שיהא ניכר אם פשה וכו', ועל דרך השני שיסגירנו ויכסנו בבלאים בגדים כדי שלא יסיר הנגע על ידי חיכוך וחיפוף.

109. משנה למלך הלכות טומאת צרעת פרק י"ד הלכה ה', פירוש הסגר הוא שיאמר הכהן שהוא מוסגר וכו'.

110. מראה כהן על מסכת נגעים פרק א' אות י"ד, וההסגר אין צריך שיהיה סוגר עליו הדלת שלא יצא משם אלא שיאמר לו הכהן, הרי אתה מוסגר. (ועיין שם אות כ"ג ואות ל"ו פירוש מלת הסגר.)

111. משנה למלך בדיני נגעי בתים הלכות טומאת צרעת פי"ד הלכה ה' מקשה וז"ל והנה הנראה מדברי רש"י והר"ן והרא"ש והתוספות שם דס"ל דקרא דוהסגיר את הבית דכתב רחמנא הוא סגירת הדלת ממש וכו' ולא ידעתי מאין למדו זה רבותינו, והא גבי נגעי אדם כתיב והסגיר הכהן את הנגע וכן גבי נגעי בגדים והתם פירוש הסגר הוא שיאמר הכהן שהוא מוסגר לפי שהכל תלוי בפי הכהן וכו' וא"כ גבי בתים נמי דכתב רחמנא והסגיר את הבית היינו שיאמר הכהן שבית זה הוא מוסגר, עכ"ל. משמע מלשון המשנה למלך שגם רש"י סובר בנגעי אדם שצריך הכהן רק לומר "מוסגר אתה" ולא לעשות שום דבר, אף שרש"י כתב בפסוק ד'

שיסגירנו בבית אחד, וברש"י על הרי"ף למסכת מועד קטן דף ז' ע"א ד"ה לא להקל וז"ל בבית הכלא נמי היה עומד עכ"ל. ונראה דצ"ל לפי המשנה למלך דסובר רש"י שהכהן אומר "מוסגר אתה", פירוש שצריכים להסגיר מנוגע זה בבית אחד ולא שהכהן בעצמו צריך להסגירו בבית.

112. רש"י מועד קטן, דף ז' ע"ב, ד"ה מר סבר וכו', ואפילו מטמא ליה ומשדר ליה חוץ מג' מחנות וכו'. וברש"י על הרי"ף שם ד"ה לא להקל וכו' שיהא מוסגר וישמע קול בני אדם ואל יצא חוץ למחנה.

113. תוספות הרא"ש, מועד קטן, דף ז' ע"א, וקשה לפירושו דמוסגר נמי משולח חוץ לג' מחנות כדתנן בפרק קמא דמגילה אין בין מצורע מוסגר למצורע מוחלט אלא פריעה ופרימה וכו'.

114. תוספות מועד קטן דף ז' ע"א ד"ה אמר רבי וכו' וגם מה שפירש בקונטרס דמוסגר אינו משתלח חוץ לג' מחנות, מזה חזר בו,

דהא בפרק קמא דמגילה קאמר הא לענין שילוח זה וזה שוין. אבל כתוב במשנה למלך פרק ו׳ מהלכות יו״ט הלכה ט״ז ד״ה אין רואין וכו׳, ועוד ס״ל לרש״י דמוסגר אינו משתלח חוץ לשלש מחנות. (משמע שלא חזר בו רש״י.)

115. רש״י פסוק מ״ב ד״ה נגע לבן אדמדם וכו׳ ולא כמראה נתקין של מקום שער שאין מטמאין בארבע מראות, שאת ותולדתה, בהרת ותולדתה. ועיין ברמב״ן פסוק כ״ט שהבין שכוונת רש״י שנגע הנתק במקום שער בשינוי מראה וע״ש שמקשה על השיטה שאין צריך שינוי מראה וז״ל כי נגע הנתק ירמוז שהיו מראות נגעים בנתוק וזה צריך עיון בתוספתא במסכת נגעים לפי ששנינו שם והנתקין מטמאים בכל מראה ואפילו לבנים בשחור ושחורים בלבן וכו׳ נראה מזה שצריך שיהיה בנתוק מראה נגע או לבן בעור הראש השחור כעין מראות הנגעים או אפילו נגע שחור בעור הראש הלבן וכו׳.

116. רמב״ן שם ודעת רוב המפרשים שהנגע הזה שהוא הנתק אינו צריך שיהא בו בהרת ושאת ולא תולדותיהן ולא שום שינוי בעור הראש.

117. נגעים פרק ו׳ משנה א׳ גופה של בהרת כגריס וכו׳ נמצאו מקום שלשים ושש שערות. וברמב״ם הלכות טומאת צרעת פ׳ י״ד ה״א מקום צמיחת שש שערות בגוף.

118. רמב״ם הלכות טומאת צרעת פ״א הלכה ח׳ נגע שהיה רוחבו כדי צמיחת חמש שערות אפילו היה אורכו אמה הרי זה טהור ואינו נגע צרעת עד שיהי׳ בו רבוע כגריס.

119. תפארת ישראל, נגעים פ״ו אות ג׳, דבנגע צריך ארכו ורחבו כל אחד כאורך גריס וכדאמרן, משא״כ בכתם שבא מדבר לח כדם לפיכך אפילו הוא רק חוט ארוך ויש בכולו כשעור גריס ועוד טמא.

120. בתפארת ישראל שם אות ד׳ דהיינו ב׳ על ב׳ שערות בריבוע, דהיינו כהרווח שביניהן וכו׳. ובאות ה׳ באמצע דיבור, והרי כל עדשה שיעורו כגידול ב׳ שערות על ב׳ שערות וא״כ לא יהי׳ כל הגריס רק ד׳ על ד׳ שערות. שהן בין הכל רק ט״ז שערות, קמ״ל שצריך שיהי׳ כל השיעור כמקום גידול ל״ו שערות.

בענין צרעת בזמן הזה, עיין מראה כהן אות ל״ט ובחזון איש על הרמב״ם פ״ה ה׳ח׳ ד״ה וקרחת.

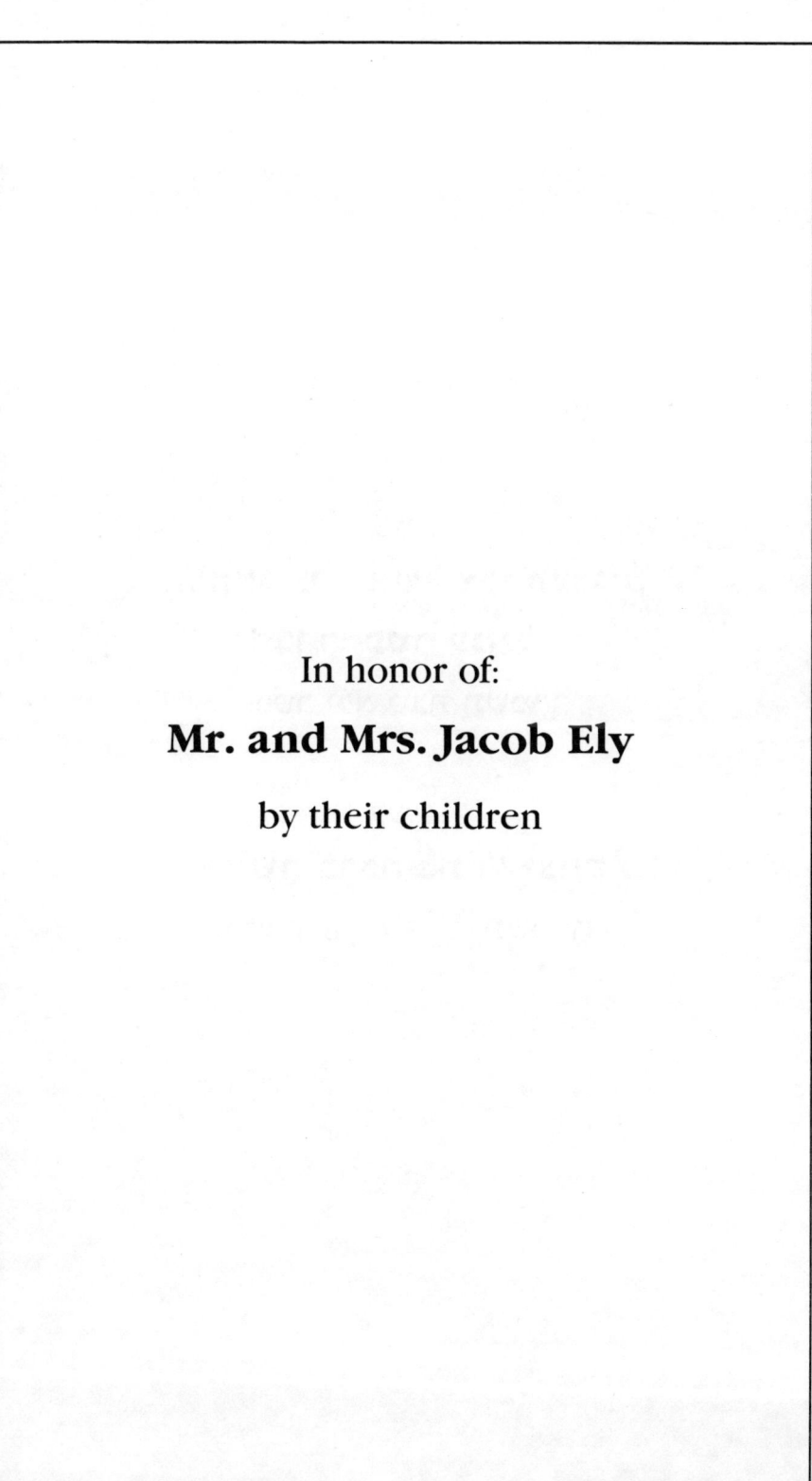

In honor of:

Mr. and Mrs. Jacob Ely

by their children

לע״נ

הרה״ג אלי׳ אשר צבי ווערניק

בן ר׳ פסח ענזיל

נפטר י״א טבת תשמ״ו

לע״נ

האשה ברכה בת ר׳ יצחק

נפטרה ערב יוה״כ ,תשמ״ח

לז״נ

רב יחיאל בן ר׳ נחמן דוד הלוי

ריישער

לז״נ

מרת יטל בת ר׳ אפרים הכהן

תנצב״ה

לז״נ

פנחס בן מענדעל

לז״נ

האשה שרה בת ר׳ יהושע ז״ל

נפטרה ב׳ תמוז תשמ״ו

תנצב״ה

by the Gutman Family

In honor of
our very sweet
and dearly cherished granddaughters
**Yael, Leah Nechama
and Neima Schreiber
Shira Breindel Novograd
Malka and Naomi Chaya Lax**

by Shmuel and Rochel Rochkind

In memory of
Mr. M. Leo Storch O.B.M.

לז״נ
אליהו בן רב משה ז״ל
ע״י משפחתו

לז״נ
אלעזר בן ר׳ שלום
ע״י בנו ר׳ שמחה לייב ב״ר אלעזר

לז״נ

הבחור יעקב יוסף בן שרגא פייוול

לז״נ

יוסף בן ליפא יום טוב ז״ל

לז״נ

אברהם ישעיהו בן יצחק לייב בוטביניק ז״ל

לז״נ הורינו היקרים

ר׳ אלעזר זאב ב״ר משה

ורעיתו ליבע בת ר׳ יוסף

שעכטער

לז״נ

אלעזר מלך בן ר׳ נפתלי

זלאטע מירל בת ר׳ חיים אהרן

מאת בניהם ובנותיהם

וכל משפחתם